ADDICTION
THE ENIGMA OF STIGMA?

ADDICTION
THE ENIGMA OF STIGMA?

Cesar Fabiani

Copyright © 2015 by Cesar Fabiani.

Library of Congress Control Number:		2015914331
ISBN:	Hardcover	978-1-5144-0372-3
	Softcover	978-1-5144-0373-0
	eBook	978-1-5144-0374-7

All rights reserved. No part of this book may be reproduced or transmitted in any form or by any means, electronic or mechanical, including photocopying, recording, or by any information storage and retrieval system, without permission in writing from the copyright owner.

Any people depicted in stock imagery provided by Thinkstock are models, and such images are being used for illustrative purposes only.
Certain stock imagery © Thinkstock.

Print information available on the last page.

Rev. date: 09/28/2015

To order additional copies of this book, contact:
Xlibris
1-888-795-4274
www.Xlibris.com
Orders@Xlibris.com
710251

IN MY EXPERIENCE OF PATIENTS WHO HAVE FOUND HUMAN RELATIONAL SOLUTIONS [for their addiction] ARE SOME OF THE MOST ADMIRABLE AND MATURE INDIVIDUALS WITH WHOM I HAVE WORKED
—*Edward J. Khatzian*

CONTENTS

I. Introduction 1

II. History of Classification 10

III. Clinical Evidence 25

IV. Stigma and Alcohol Use Disorders 42

V. Enigma and Stimulants (Cocaine) Use Disorders 61

VI. Stigma and Opiate Use Disorder 80

VII. Recommendations 99

References 105

Acknowledgments 115

Index 117

Summary 121

I. Introduction

Individuals who suffer from addictions are often viewed as outcasts. People who do not understand addiction hold the nihilistic view that nothing can be done to effectively treat the disease and that any treatment efforts are a waste of time because the addicted person will just resume the behavior. People often believe that all addicted patients are manipulative, that they misrepresent the truth, that they only care about getting their drug of choice. In other words, they believe addiction is not a medical problem. They may also believe that if an addict breaks the law, he or she should be punished and isolated from society. They do not understand that the patient is trying to self-medicate with the wrong chemicals, based on a genetic lack of neurotransmitters rather than receiving proper treatment and medication for the disorder.

If we want to help patients who suffer from addiction as a legitimate medical disorder, we have to face these misperceptions and resolve them. We must continually update our medical knowledge of the disease process and treat addicted patients with respect and humane consideration. The goal of this book is to provide current medical treatment for addiction and resolve the stigma that exists against it.

The stigma precludes the prevention of addiction and the treatment of addicted patients who suffer from a biopsychosocial disorder. Even self-help groups such as Narcotics Anonymous (NA) harbor prejudices toward patients. For example, the group may deny participation to a patient who is on buprenorphine maintenance for the treatment of an opioid use disorder because the group's members believe the patient is just trading one addiction for another. They do not understand that patients will often self-medicate with alcohol or drugs when there are appropriate prescription medications to compensate for something they lack.

Before tackling the enigma of stigma, this book will provide a review of the current clinical and evidence-based information regarding FDA-approved medications for the treatment of addiction as a medical disorder. With the locus in the pleasure centers of the brain (figures # 3 and 4), there can be no doubt that addiction has a biological origin. In addition, the newest classification on mental disorders as detailed in, *DSM-5* which has been translated into Spanish,[3] corroborates this finding. Placing addiction disorders in their rightful medical context is the best antidote to addiction stigma.

The definition of the word *stigma* evolved from the archaic meaning of "a scar left by a hot iron or a physical mark burned into the skin of criminal" to the more current meaning of "a label of shame or discredit, a symptom of a physical or mental disorder."[4] For example, a hole in the nasal septum is considered a pathognomonic stigma for snorting in cocaine use disorder.

The social effects of stigma can lead to discrimination. Some examples of the harmful effects are the following:

1. Reluctance to offer help or treatment
2. Lack of understanding by friends and family
3. Fewer opportunities for work, school or social activities
4. The belief that you will never be able to succeed at certain challenges such as proper treatment and remission of your addiction

The late Paul J. Fink,[1] a past president of the American Psychiatric Association, spent more than thirty years fighting against the stigma of mental illness. His article entitled "The Enigma of Stigma and Its Relation to Psychiatric Education" is considered a classic.[5] Fink believed that stigma comes from both ignorance and fear. He felt that labeling addiction as a self-inflicted wound created a misunderstanding of the physiological causes of addiction. Updating medical knowledge through education is the best tool to combat stigma. The highest standards of care must be given to patients with addiction disorders as they are for other medical disorders. Addiction can be treated and prevented. Patients who are successfully treated no longer feel the shame but develop pride in conquering their addiction.

The shame of being stigmatized leads addicted patients to feel like outcasts. Even a person who is addicted to a substance that is legal, such as tobacco, may still be reluctant to seek treatment because of the stigma. Their fear of retaliation and punishment often causes addicted people to hide from medical treatment and use defense mechanisms such as denial instead. This denial can lead to addicted persons fooling themselves into believing nothing is wrong with them or that they are just experimenting with recreational use of substances. But unless they get help, a person who becomes addicted may experience total mental, physical, and social self-destruction, either gradually or drastically, as in the case of an overdose. With appropriate treatment, these outcomes can be prevented.

The word *enigma* is of Greek origin and means "a puzzling or inexplicable situation." With respect to addiction, why, in the twenty-first century, are people who suffer from addiction still discriminated against, misunderstood, and often treated as criminals rather than as persons who suffer from a disease?

---

[1] Deceased at age eighty-one on June 4, 2014.

Throughout this book, I will use the words *addiction* and the phrase "substance use disorder" (as defined in *DSM-5*) synonymously. *Addiction* means "enslavement." It comes from the Latin word *addicere, which* was applied to people conquered by Roman armies.[6] These conquered people, deprived of their freedom, became "addicted" to Rome. In modern times, a person with a chemical addiction is viewed as "possessed" by the chemical. An addiction can exert a powerful influence over a person. Consider a father, driven by a cocaine addiction, who goes out during a blizzard to get his hit, rather than buying milk for his baby.

Another example of the power of addiction is elegantly portrayed in the Academy Award–nominated movie *Flight*.[7] Denzel Washington plays a pilot named Whip Whitaker, who is addicted to cocaine and alcohol. Although he is a gifted aviator, he struggles to make a crash landing of a flight that experiences extreme turbulence, because he has been drinking on the job. Despite saving the lives of ninety-six passengers, Whitaker goes to prison.

The movie vividly displays the four *C*s of addiction: *c*raving, *c*ompulsion, (loss of) *c*ontrol, and continued drinking despite negative *c*onsequences. The night before he is to face the National Transportation Security Board (NTSB) court tribunal, Whitaker discovers a minibar filled with wine bottles that he cannot resist (craving). He compulsively loses control and drinks the available wine, passing out just a few hours before the court hearing. However, at that point, he frees himself of the addiction. How? He tells the truth and admits that he has an alcohol use disorder, that he flew while intoxicated and that, in fact, he is intoxicated at that moment during the hearing. Thirteen months later, while in prison, Whitaker tells a support group that he does not regret telling the truth because he finally feels freedom.

The biopsychological definition of *addition* is <u>*"The self-induced changes, in genetically dysfunctional neurotransmitters, in the pleasure centers of the brain causing biopsychosocial negative consequences."*</u>

Figure 1. Biopsychosocial definition of addiction. Self-induced changes (psychological aspect). Neurotransmitters in the brain (biological aspect). Negative biopsychosocial consequences (social aspect). (Property of the author.)

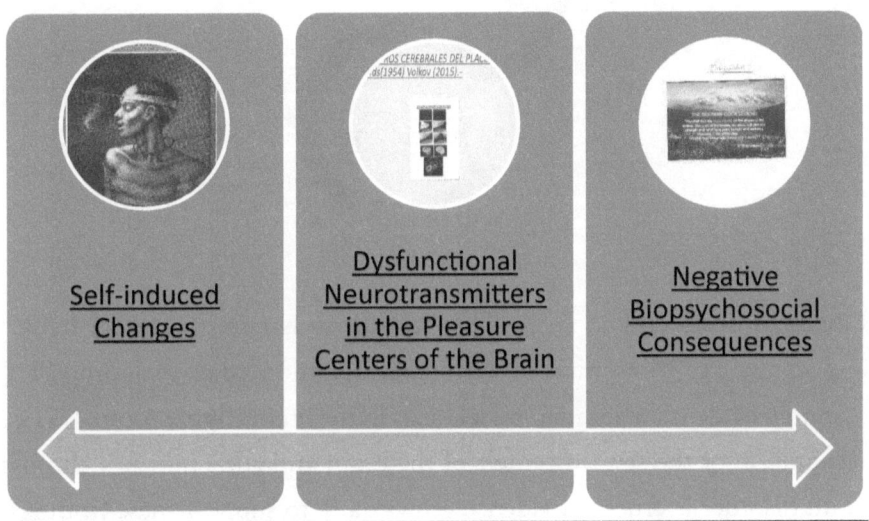

Figure 2. Pleasure centers of the brain.

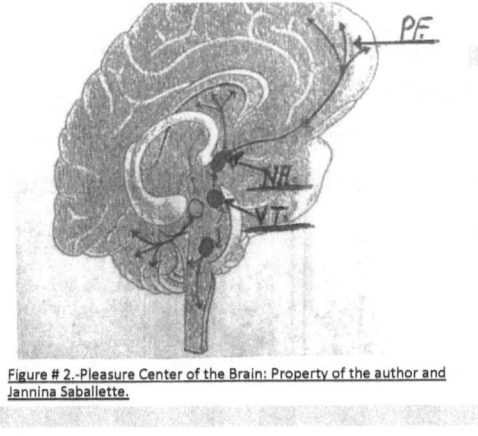

Figure 3. Pleasure centers of the brain (schematic representation).

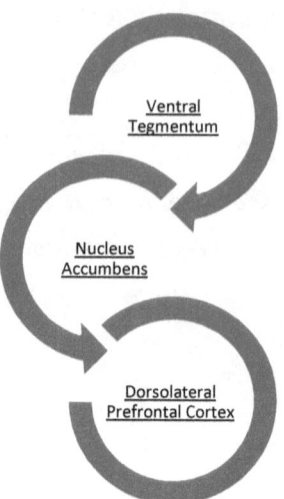

Liberation from addiction can be achieved, as I state in a recent book,[8] and stigma can be eliminated with scientific knowledge, including PET scanning evidence of its anatomical locus in the brain (figure 3 and 4). The recognition of the reward centers of the brain and addiction as a chronic brain disorder is crucial. Evidence grows daily to support these findings, including PET scan findings of decreased prefrontal cortical dopamine transmission in alcoholism.[9]

On the basis of my clinical experience, I recommend the following treatment approach for addiction: total abstinence (and attending twelve-step meetings *AA, NA, CA* plus cognitive behavior therapy (CBT) and individualized pharmacotherapy. Comorbidities can occur with ADHD, mood or depressive anxiety disorders, schizophrenia, and other psychotic disorders and personality disorders.

For example, a patient with an opioid use disorder of moderate severity could benefit from CBT/self-help groups plus methadone, buprenorphine, or naltrexone. This combination is the sine qua non of treatment and can be further divided into primary, secondary, and tertiary prevention recommendations.

Figure 4: Pyramid of prevention: <u>primary, secondary, and terciary</u> prevention.

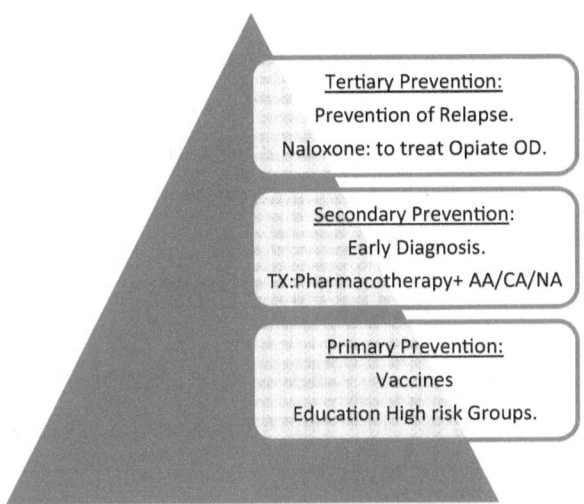

Primary prevention is not commonly seen but very important. As the colloquial saying states, "An ounce of prevention is worth a pound of cure." Prevention can greatly reduce the incidences of new cases of addiction by educating health-care professionals and all patients that it is a chronic brain disorder. There is even a possible vaccine to prevent cocaine and tobacco addiction.

Secondary prevention is aimed at reducing the prevalence of addiction. Currently, about eighty million people (one quarter of the US population!) are affected by addiction. For people at high risk for developing a substance abuse disorder because of family or personal history or positive genetic markers, prevention through education can be an important step. Early diagnosis and the use of pharmacotherapy (for example, naltrexone for alcohol dependence is available for those who respond to a genetic test.) can also greatly benefit potential addiction. These medications replace genetic endogenous receptor deficiency in opiate, nicotine, and alcohol dependence, with three different types of medications for alcohol use disorders—disulfiram, acamprosate, and naltrexone—and another three for opiate use disorders—naltrexone, methadone, and buprenorphine.

Tertiary prevention can prevent relapses in a patient who is recovering from addiction and reduce the sequelae and complications of the addiction. Recommended treatment includes a combination of medications—those designed to reduce substance dependence, as well as mood stabilizers, antipsychotics, and antidepressants. Behavior therapy is indicated as well to provide conditioned clues and other relapse prevention measures.

The legalization of marijuana in Portugal, Switzerland, and Uruguay, as well as in Colorado and Washington in the United States, may lead to avant-garde initiatives in addiction treatment. However, the cannabinoid system needs further research to clarify its putative therapeutic implications. Ultimately, evidence-based data is the most efficient antidote for addiction stigma.

An example of such pioneering research was an experiment conducted by Olds and Milner[11] in 1954. Before that time, there was no objective evidence that addiction was a brain disorder. Olds used rats to demonstrate the existence of the pleasure centers of the brain (figures 3 and 4). In more recent years, his findings have been replicated and reaffirmed in humans using PET scans. The modern pioneer has been Nora Volkov, for more than thirty years now the director of the National Institute on Drug Addiction (NIDA). Stigma is the worst foe against humane treatment of addicted patients. A thorough scientific understanding is necessary to erase the stigma. That understanding begins with classification.

In this book, I will describe the most important clinical classification achievements and provide examples of celebrities who either succumbed to or successfully beat their addiction. Throughout these stories of real-life experiences, I will show what happened or could have happened without the stigma associated with addiction disorders.

Key Points

> ➤ The goal of this book is to offer an antidote to the stigma of addiction.

> ➤ Stigma is defined in modern times as a mark of shame, and as such, it prevents people from asking for help because they are afraid of recrimination.

> ➤ The enigma of stigma seems to be ignorance of the scientific evidence that it is a medical chronic brain disorder with its locus in the pleasure center of the brain.

> ➤ FDA-approved medications exist to effectively treat addiction disorders.

> ➤ *DSM-5* describes addiction as part of a biopsychosocial model.

> ➤ Clinicians must understand the four *C*s of addiction: *c*raving, *c*ompulsion, (loss of) *c*ontrol, and continued use despite knowledge of harmful *c*onsequences.

> ➤ The concepts of primary, secondary, and tertiary prevention offer the best opportunities to diminish the incidence and prevalence of addiction disorders.

II. History of Classification

Objective data and classification are essential in science. Classification brings order to chaos by giving us a common language that is indispensable for communication among scientific professionals.

Four European scientists and one American physician are notable because of their contributions to the classification of mental disorders as we define them today. A short biography of each and an explanation of his unique contributions to modern psychiatry follow. Due to space constraints, I am leaving out many other important scientific contributors for the publication of *DSM-5*.

Figure 5. Carl Linnaeus (1707–1778).

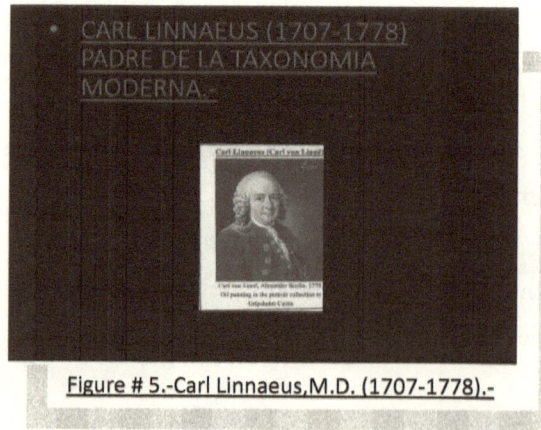

Carl Linnaeus
Father of Taxonomy
(Courtesy of Wikipedia the free encyclopedia.)

Figure # 5.-Carl Linnaeus,M.D. (1707-1778).-

Carl Linnaeus[12] is considered the father of modern taxonomy. A Swedish physician and botanist, he was the first to begin classifying disorders, helping to bring order into the scientific world. He was well versed in both botany and medicine. Linnaeus's classic books include *Flora Lapponica*, *Species plantarum*, and *Systema naturae*.

Linnaeus was born in Smaland, Sweden, in 1707. In his early years, he seemed to be fascinated by plants, particularly flowers. His love of nature, medicine, and life grew out of his fondness for plants. In 1717, the state doctor at Smaland, Johan Rothman, also a botanist, broadened Linnaeus's interest in botany and helped him develop his interest in medicine. No order of classification of diseases existed at that time. In August 1728, Linnaeus entered Uppsala University to study both botany and medicine. He earned a degree in medicine at the age of twenty-four in 1731 and set out on an expedition to Lapland. During his time there, he wrote *Flora Lapponica,* which first expressed his ideas about nomenclature and classification.

Linnaeus's main contribution to taxonomy was establishing rules for groups of disorders. His work marks the starting point of the consistent use of binomial nomenclature. The Linnaean taxonomy, the system of scientific classification now widely used in the biological sciences, bears his name because it was the first to show clarity and order in science. Thus, he is appropriately called the father of classification.

The Linnaean taxonomy divided groups by shared "observable characteristics." The naked eye was all that was available at that time to scientifically classify disorders. While the underlying details concerning observable characteristics have changed with expanding scientific knowledge (for example, DNA sequencing), the fundamental principle remains the same. Linnaeus's pioneering vision of classification has borne fruitful results, yet in our current globalization, his classification of humans seems archaic. He first classified primates in his book *Systema naturae*. He subdivided human species into four varieties based on continent and skin color as follows: *Europaeus albus* (white European), *American rubescens* (red American), *Asiaticus luridus* (yellow Asian), and *Africanus niger* (black African).

In 1750, Linnaeus became the rector of Uppsala University, and during this time, he taught many students, seventeen of whom he called apostles. This term seems quite appropriate, given the religious fervor with which they helped spread the new system of taxonomy throughout the world. Linnaeus's influence can be summarized in a quote from German writer Johann Wolfgang Goethe: "With the exception of Shakespeare and Spinoza, I know of no one among the no longer living who has influenced me more strongly."

Swedish royalty also recognized Linnaeus's scientific work. Swedish king Adolf Frederik granted Linnaeus nobility in 1757. The noble family's coat of arms prominently features a twinflower, one of Linnaeus's favorite plants and later given the name *Linneaea borealis* in his honor. The shield in the coat of arms is divided into three parts: red, black, and green for the three kingdoms in nature (animal, mineral, and vegetable). In the center is an egg to denote nature, which is continued and perpetuated in ovo. At the bottom is a Latin phrase, *"Famam extendere factis,"* meaning "We extend our fame by our contributions."

Linnaeus anticipated the need for systems of classification, which was almost contemporarily used by Sydenham to categorize diseases and continues today to classify mental disorders in *DSM-5*.

Figure 6. Thomas Sydenham (1624–1689)

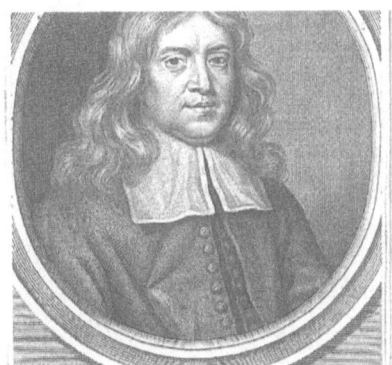

Thomas Sydenham "The English Hippocrates" (Courtesy of Wikipedia the free encyclopedia)

Figure# 6.-Thomas Sydenham,M.D.(1624-1689).

Sydenham, who would become known as the English Hippocrates[13] or the father of English medicine (figure 7), graduated from Oxford with a bachelor of medicine degree in 1648. His innovative use of laudanum and cinchona bark in the treatment of malaria, as well as his classification of fevers, led to his fame but also stirred some animosity among his colleagues.

Because he served in the military for many years, Sydenham did not receive his MD degree until nearly thirty years later (in 1676), from Pembroke Hall in Cambridge, England. He ultimately became the undisputed master of the English medical world although his notoriety as the English Hippocrates was posthumous. He was held in high esteem for the success of his cooling treatment for smallpox and as an innovator in the use of quinine-containing cinchona bark for the treatment of malaria.

Among his many writings are *Dissertatio epistolaris* (Dissertation of the letters) on the treatment of smallpox and hysteria, addressed to Dr. William Cole of Worcester, and his last completed work, *Processes integri*

(The process of healing), an outline and sketch of pathology and practice that has been republished more often than any of his other writings both in England and in other countries. His contemporaries, among them Richard Morton and Thomas Browne, understood Sydenham's importance in treatment and pharmacy.

Sydenham's first priority was the care of his patients; he did not pay much attention to the mysteries and traditional dogmas of medicine. Among his most important achievements was the discovery of Sydenham's chorea, also known as Saint Vitus' dance. He is also credited with the first diagnosis of scarlatina (scarlet fever) and with the modern definition of chorea. With regard to treatment, one of his most famous sayings is, "Of all the remedies it has pleased almighty God to give man to relieve his suffering, none is so universal and so efficacious as opium."[14]

The first form of a tincture of opium was his laudanum. Sydenham was ahead of his time in classifying illnesses. His nosological method is essentially the modern one. But it was Sydenham's natural history method that contributed to his posthumous fame. He contributed largely to the natural history of fevers by his own accurate observation and philosophy that compared case with case and type with type. His writings the *Observationes medicae* and the first *Epistola responsoria* contain evidence of a study of various fevers and other maladies that occurred in London over a few years. The classification of the disease as either acute or chronic varied according to the year or season, and the most effective treatment could not be adopted until the type was known. There had been nothing in the medical literature since Hippocrates writing *On Airs, Waters, and Places*.

Sydenham's observations of the differences from year to year and from season to season are used to illustrate the doctrine of epidemic constitution of the year or season and depend on inscrutable telluric causes. This seasonal variation is important in psychiatric illnesses as well and is now applied in *DSM-5* with the bipolar disorder specifier "with seasonal pattern."

Phillipe Pinel (1745–1826)

Pinel is considered the father of modern psychiatry.[15] His moral treatment is the most important contribution to psychiatry, but he is also noted for classification of mental disorders.

After receiving a medical degree from the University of Toulouse, he arrived in Paris in 1778. He had also studied mathematics and undertook botanical expeditions. Moved by a friend who developed "nervous melancholy" and committed suicide, Pinel began to study mental disorders. In 1793, he was appointed physician of the infirmaries at Bicêtre Hospital. (In 1795, he became chief physician of the Hospice de la Salpêtrière, a position he kept for the rest of his life.) An astute observer, Pinel knew that his assistant, Jean-Baptiste Pussin, was extremely caring with mental patients and made him his right-hand man at Salpêtrière. He worked closely with and observed Pussin's talents in nonviolent management of mental patients that came to be called moral management.

Although Pinel always gave Pussin the credit he deserved, a legend grew that Pinel single-handedly liberated the insane from chains at Salpêtrière, as commemorated in the famous 1795 painting by Tony Robert-Fleury.

Figure 7. Pinel liberating the mentally ill.

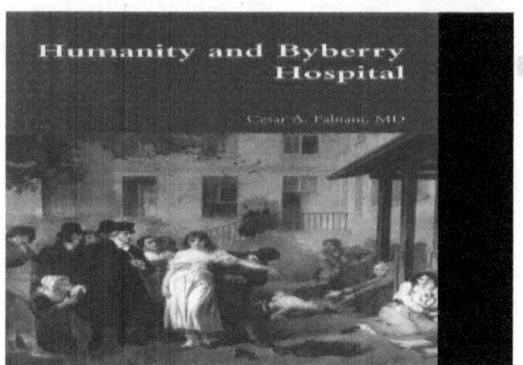

Phillipe Pinel liberating the mentally ill from their chains. In The Salpetriere

(Property of the author)

Figure # 7.-Phillipe Pinel.(1745-1826).

We can see Pinel removing chains from female patients at the Paris Asylum for Insane Women. His devotion to mental patients was evidenced by his visits with them several times a day, where he took careful notes. He engaged patients in lengthy conversations in order to create a detailed and natural history of mental disorders.

He began publishing as an editor of the medical journal *Gazette de santé* and a regular contributor to the *Journal de physique*. His 1794 *Memoir on Madness* is considered a fundamental text of modern psychiatry. In this book, he calls for a more humanitarian asylum practice. In 1798, Pinel published an important classification of diseases in his *Nosographie philosophique, ou la méthode de l'analyse appliquée a la médicine,* which established him as the great nosologist of the eighteenth century. The key theme was that he believed the causes of mental disorders were moral—psychological and emotional, not ethical. Examples include unhappy love affairs, domestic grief, religious fears, stress from the events of the revolution, violent and unhappy passions, and so forth.

He based his specific treatment techniques on these beliefs. In his therapeutic conversations with patients, he offered benevolent support and encouragement. He believed that psychological intervention must be tailored to each person based on an understanding of the individual's own life and history. He saw that improvement often resulted from natural forces within the patient, and he insisted that psychological treatments should always be tried first. He was also concerned with a balance between control by authority and individual liberty.

Pinel believed that subjugating insane patients with "firm and consistent opposition to their dominating and stubbornly held ideas" must be proportional and motivated only by a desire to keep order and bring people back to good health by providing "space, kindness, and consolation, hope and humor." He also emphasized the importance of leadership: "thoughtful, philanthropic, courageous, physically imposing, and inventive" so that patients are "led most often by kindness, but always with an inflexible firmness."

Pinel carefully selected and supervised attendants so that he could facilitate humane work with patients. He recommended that recovered patients be employed to help other patients, arguing that "They are the ones who are most likely to refrain from all inhumane treatment, who will not strike even in retaliation, who can stand up to pleading, menaces, repetitive complaining, and retain their inflexible firmness." He noted that Pussin, who was a former patient himself, had shown him the advantages of this approach. Pinel expressed warm feelings and respect for his patients when he said

> I cannot but give enthusiastic witness to their moral qualities.

> Never, have I seen spouses more worthy to be cherished, more tender fathers, passionate lovers, more magnanimous patriots, than I have seen in hospitals for the insane.[16]

Pinel transformed the concept of the mad into an approach of humane care and understanding and establishing the field of psychiatry. His contributions of humanitarian treatment conditions are relevant today in the era of deinstitutionalization in the United States.[2] As a master of classification, his work was the French precursor of *DSM-5*.

Emil Kraepelin (1856–1926)

Kraepelin, born in Germany, is considered a founder of modern psychiatry and psychopharmacology.[18]

Figure 8. Emil Kraepelin, father of modern psychiatry.

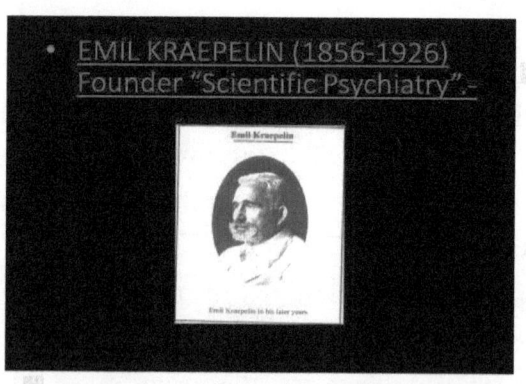

E.Kraepelin.
Father of Modern Psychiatry.
(Courtesy of Wikipedia the free encyclopedia)

Figura # 8.-Emil Kraepelin.(1856-1926).

When Kraepelin was a third year medical student, he started studying the influences of medical illness on psychiatric disorders. He studied

---

[2] On a related note, I have published a book entitled *Humanity and Byberry Hospital*,[17] where humane treatment is emphasized (figure 7).

neuropathology under Paul Flechsig and experimental psychology with Wilhelm Wundt. He wrote a prize-winning essay entitled "The Influence of Acute Illness in the Causation of Mental Disorders."

Kraepelin chose a career in psychiatry when he was just eighteen years old, perhaps driven by his desire to understand and clarify the then enigmatic mental disorders. He argued that psychiatry was a branch of medical science and should be investigated by observation and experimentation like the other natural sciences. He called for research into the physical causes of mental disorders and started to establish its modern classification system.

In 1886, at the age of thirty, Kraepelin was named professor of psychiatry at the University of Dorpat. Four years later, he became department head at the University of Heidelberg, where he remained until 1903. At the request of the German Society of Psychiatry in 1912, he began creating a plan for a research center. The German Institute for Psychiatric Research was founded in 1917 in Munich but did not officially open until 1928, two years after Kraepelin's death. After retiring from teaching at the age of sixty-six, he had spent his remaining years establishing the institute.

Kraepelin's classic differentiation between dementia praecox (schizophrenia) and manic depression (bipolar disorder) was a turning point in the history of psychiatry. He is credited with the classification of what was previously considered to be a unitary concept of psychosis into two distinct forms (known as the Kraepelin dichotomy): bipolar disorder and dementia praecox or the schizophrenias.

Kraepelin believed that classification was fundamental to the development of psychiatry, an important force to bring clarity to chaos. Psychiatric disorders should be based on classification of a common pattern of symptoms and not only the mere similarity of symptoms. His fundamental concepts of etiology and diagnosis of psychiatric disorders laid the foundation for the major diagnostic systems of today as seen in *ICD-10–11* and *DSM-5*. He remains the main architect of modern nosology.

Kraepelin announced he had found a new way of looking at mental disorders, referring to the traditional view as symptomatic and to his view as clinical. His work resulted in the paradigm-setting synthesis of hundreds of mental disorders classified by the nineteenth century, grouping diseases together based on syndromes—common patterns of symptoms over time. In the fifth edition of his textbook, he described his work as "a decisive step from symptomatic to a clinical view of insanity . . . The importance of external signs has . . . been subordinated to considerations of the conditions of origin, the course, and the terminus which results from individual disorders. Thus, all purely symptomatic categories have disappeared from the nosology."

The last edition of his *Textbook of Psychiatry* was made public in 1927, one year after Kraepelin's death. It was a four-volume work, ten times larger than his first edition of 1883! Many scientific advances that occurred in that era explain why this expansion took place. A similar situation happened with *DSM-I*, published in 1952, which was only one hundred pages and *DSM-5*, published in 2013 at almost one thousand pages. From my point of view, it was Kraepelin whose work provides the best antidote for stigma by adding a scientific perspective to the classification of mental disorders.

Figure 9. Benjamin Rush (1745–1813)

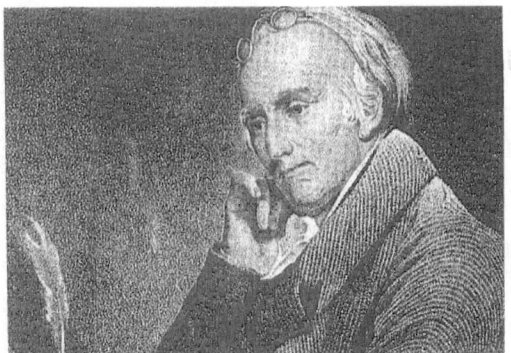

B.Rush
Father of American Psychiatry
(Property of the author)

Figure # 9.-Benjamin Rush.(1745-1813).

Rush was born in Byberry, Pennsylvania, about twelve miles from Philadelphia. He obtained a bachelor of arts degree at the College of Philadelphia and continued his education with Dr. Redman of Philadelphia for four years before crossing the Atlantic to attend medical school in Edinburgh where he earned his MD. He studied medicine, French, Spanish, Italian, and science. When he returned to Philadelphia in 1769, he opened a private practice and was appointed a professor of chemistry at the College of Philadelphia.

Rush is the most celebrated psychiatrist in American history. His studies of mental disorders made him the father of the American Psychiatric Association (the oldest medical specialty in the United States, founded in 1844). In 1812, he published the first textbook on psychiatry in the United States, *Medical Inquiries and Observations upon Diseases of the Mind*.[20] He classified different forms of mental disorders and theorized on the possible causes and cures. After seeing mental patients treated under inhumane conditions at the Pennsylvania Hospital, Rush pioneered a successful campaign in 1792 for the state to build a separate mental ward where the patients could be kept in humane conditions. His actions resulted in many patients recovering sufficiently to return to society. For this reason, Rush's approach is officially referred to as the moral therapy, and in this regard, his work was similar to Pinel's.

More importantly, he also pioneered the therapeutic approach to addiction in 1805 when he published his classic book *An Inquiry into the Effects of Ardent Spirits upon the Human Body and Mind*[21] *(figure 10)*.

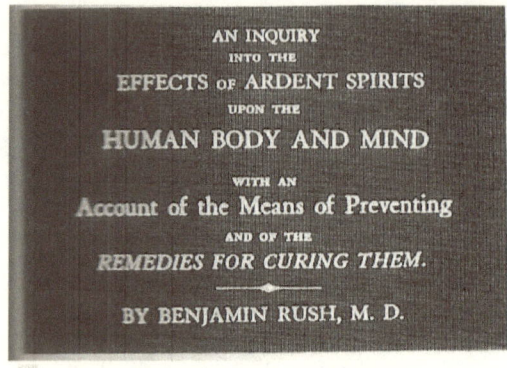

Text on Alcohol Use Disorders 1805. (Property of the author)

Figure # 10.-Benjamin Rush. 1805.

Before this work, alcoholism was seen as sinful and as a matter of choice. Rush believed that the patient with an alcohol use disorder loses control over himself, which is currently the key symptom of addiction. He identified the properties of alcohol as a causal agent, and he developed the concept of alcohol use disorder as a medical disorder. Curiously, he proposed that alcoholics should be weaned from their addiction via less potent substances. In a broader sense, he could foresee the modern-day treatment of opioid disorders with methadone and buprenorphine and the current "gold standard" use of benzodiazepines for the detoxification of alcohol. Rush was opposed to coercion and restraint, physical punishment, chains, and dungeons, all of which were in practice in his day.

Rush also wrote the first report on dengue fever in 1789 (on a case from 1780). As a multitalented scientist and patriot, he had many other notable accomplishments, including the first American textbook on chemistry. He signed the Declaration of Independence in 1776 and, as a social activist, was a prominent advocate for the abolition of slavery and capital punishment, endorsed scientific education for everyone (including women), and advocated for public medical clinics to treat the poor. Perhaps his greatest contributions to medicine were the establishment of a public dispensary for low-income patients, and public works projects associated with draining and rerouting Dock Creek, thus eliminating mosquito breeding grounds and reducing the incidence of typhus, typhoid, and cholera outbreaks.

Rush was described as a handsome, well-spoken gentleman. However, he was also a gossip and was quick to judge others. He was a vocal critic of General George Washington; however, he successfully pleaded with Washington's biographers to delete him as the source of stinging words against the general.

Not all his medical practices have stood the test of time, however. He wrongly believed in bleeding patients during Philadelphia's yellow fever epidemic of 1793. In addition, he incorrectly believed that many mental disorders were caused by disruptions of the blood circulation, and he treated them with a centrifugal spinning board and sensory deprivation head enclosure ("tranquilizer chair").

Conclusion

These five pioneers laid the groundwork for classification applied to mental disorders. The most important worldwide classification of these disorders today are the *International Classification of Diseases (ICD) Manuals* and the *Diagnostic and Statistical Manuals (DSM)*. The latter was first published in 1952, and the most recent *DSM-5* was published in 2013.

Key Points

➢ Classification brings order to chaos and is a crucial element of scientific work.

➢ The pioneering work of four European scientists laid the groundwork for today's classification of mental disorders: Linnaeus as the father of modern taxonomy, Sydenham as the father of English medicine (and the English Hippocrates), Pinel with his moral treatment and classification of mental disorders, and Kraepelin as the father of modern psychiatry and its dichotomy between manic depression and dementia praecox.

➢ Rush is known as the father of American psychiatry and is noted not only for his classification of mental disorders but also for his visionary treatment of alcohol use disorders as precursors to the standards used in today's *DSM*.

III. Clinical Evidence

Pre–World War II

In the United States, the *Diagnostic and Statistical Manual (DSM)* of mental disorder classification has a sixty-three-year history.[22] The need for classification of mental disorders has been clear throughout the history of medicine. Early systems were different due to their emphasis on phenomenology, etiology, and course. Some systems included a handful of diagnoses, while others had thousands. They also differed in principal focus, either clinical, statistical or research-oriented.

In the United States, the initial goal for developing a classification system of mental disorders was to collect statistical information. What may be considered the first attempt to gather information about mental health in the United States was the recording of the frequency of idiocy/insanity in the 1840 census. By the 1880 census, seven categories of mental health and neurology were designated: mania, melancholia, monomania, paresis, dementia, dipsomania, and epilepsy.

In 1921, the American Medico-Psychological Association changed its name to the American Psychiatric Association (APA). By the way, the APA launched a new brand, signifying the leadership role of the modern psychiatrist as a doctor of mind, brain, and body, on May 17, 2015, at the annual meeting held in Toronto, Canada. This new APA logo replaces the bust of Benjamin Rush for a serpent-entwined rod of Asclepius superimposed over two hemispheres of the human brain.

The APA subsequently collaborated with the New York Academy of Medicine to develop a nationally acceptable psychiatric nomenclature that would be incorporated into the first edition of the American Medical Association's *Standard Classified Nomenclature of Disease*. This taxonomy was designed primarily to focus on diagnosing patients with severe psychological and neurological disorders.

DSM-I

Post–World War II

A much broader literature was developed by the US Army to better incorporate the outpatient presentations of WWII veterans. Concurrently, the World Health Organization (WHO) published the *International Classification of Disease (ICD-6)*, which (for the first time) included a section on mental disorders. *ICD-6* was heavily influenced by the Veteran's Administration (VA) nomenclature and included ten categories for psychoses and psychoneuroses and seven categories for disorders of character, behavior, and intelligence. This detailed methodology, including explicit definitions of disorders, was needed to promote reliable clinical diagnoses.

All disorders were viewed as a reaction to the environment, meaning that everyone was in some way abnormal, but those who had more severe abnormalities had more difficulty functioning in society.

By 1952, there was much confusion regarding the classification of mental disorders. At that time, there were three different classification systems: *Standard Classified Nomenclature of Disease* (1942), The Armed Forces Nomenclature (Medical 203), and the Veterans Administration Nomenclature. Communication between professionals involved in creating these classification systems was almost impossible. Thus, a representative from each area met to begin forming the new classification system (APA 1952).

The American Psychiatric Association Committee on Nomenclature and Statistics developed a variant of the *ICD* that was published in 1952 as the first edition of *Diagnostic and Statistical Manual: Mental Disorders* (*DSM-I*). It contained a glossary of descriptions of the diagnostic categories and was the first official manual of mental disorders to focus on clinical utility. The use of the term *reaction* reflected the influence of Adolf Meyer. The first foreign-born president of the APA (born in Switzerland), he initially believed that mental disorders could be explained with chemistry and physiology, but further study convinced him that this belief was inaccurate. He came to view psychopathology as a reaction of the total person in response to emotional states brought on by life circumstances. His ultimate psychobiological view of mental disorders accurately incorporated reactions of personality to psychological, social, and biological factors. *DSM-I* included a total of 106 reactions.

George N. Raines, chair of the APA Committee on Nomenclature, wrote the foreword for *DSM-I*.[23] The Committee sent a draft to approximately 10 percent of AMA members for review and nearly all (93 percent) approved it. Psychological pathology was divided into the standard psychoanalytic categories of neurotic, psychotic, and character disorders.

DSM-II

The next round of diagnostic reviews, which led to the publications of both *DSM-II* and *ICD-9*, was heavily influenced by VA nomenclature and included ten diagnostic issues that were reviewed by British psychiatrist Erwin Stengel. His report inspired many advances in diagnostic methodology, especially the need for detailed definitions of mental disorders. However, the final publication of *DSM-II* did not follow Stengel's recommendations, and *DSM-II* was similar to *DSM-I* except that it eliminated the term reaction.

DSM-II was published in 1968[24] at 136 pages with an increase to 182 disorders. This edition was the first to include a section on behavioral disorders of childhood and adolescence. The *DSM-II* also included a new section on sexual deviations such as homosexuality. But by 1970, there was a strong movement opposing the inclusion of homosexuality as a mental disorder. Protestors rallied at a 1970 APA conference, creating a human chain that prevented psychiatrists from entering the meeting hall. It became clear that homosexuality itself did not meet the requirements needed to be classified as a legitimate mental disorder. Thus, APA's Committee on Nomenclature strongly recommended removing the diagnosis of homosexuality from the *DSM*. Members of the APA adopted the committee's recommendations, and the diagnosis was removed in the seventh printing of *DSM-II*.

The first step toward making *DSM* atheoretical also appeared at this time. While the term *neurosis* was used in the manual, the psychoanalytic term *reaction* was dropped from all the adult mental disorders. Drs. Robert Spitzer and Paul Wilson wrote an essay that was published at the end of *DSM-II* describing the rationale for dropping the term. By 1973, a new edition became necessary to remove the psychoanalytical concepts.

Since the focus of this book is mostly substance use disorders, I will briefly focus on those aspects of *DSM-II* under the codes 303 and 304 where the diagnoses of alcoholism and drug dependence, respectively, were listed (in only two pages). Alcoholism had three subdiagnoses: episodic excessive drinking, habitual excessive drinking, and alcohol addiction. In the latter subtype, the anachronistic differentiation of the appearance of withdrawal symptoms and "when heavy drinking continues for three months or more it is reasonable to presume that addiction to alcohol has been established" were listed.[24] Withdrawal is no longer a sine qua non for the diagnosis of addiction.

DSM-III

In 1974, the APA appointed a task force on Nomenclature and Statistics to begin work on the development of *DSM-III*. All the diagnoses included in *DSM-III* were compatible with the *ICD-9-CM (International Classification of Diseases for Clinical Modification)*, which became the official system in the United States in January 1979 for recording all "diseases, injuries, impairments, symptoms, and causes of death."

DSM-III was published in 1980.[25] It included specific diagnostic criteria to facilitate precision. It also included a multiaxial system of evaluation. It was revised in 1985 and published as *DSM-III-R*. The revised edition was 567 pages. The section "Diagnosis of Organic Brain Disorder" was changed to organic mental disorders:dementia specifying its type. Another chapter was written for psychoactive substance-induced organic mental disorders: from alcohol to sedative, hypnotic, or anxiolytic and organic mental disorder NOS (not otherwise specified). Another chapter for organic mental disorders associated with axis III physical disorders or conditions, or whose etiology is unknown, followed by a chapter on psychoactive substance use disorders.

DSM-III also contained a correction to the common misconception that a classification of mental disorders classifies people, when actually, classifications are disorders that people have. The text of *DSM-III-R* avoids the use of such expressions as "an alcoholic" and instead uses the more accurate but admittedly more cumbersome expression, "a person with alcohol dependence."

Caution should be exercised in the application of *DSM-III-R* diagnostic criteria to assure that its use is culturally valid. A multiaxial evaluation system is used to ensure that certain information that may be valuable in planning treatment and predicting outcome for each person is recorded on each of five axes. Axes I and II comprise the mental disorders; axis III, physical disorders and conditions; axis IV and V, severity of psychosocial stressors and global assessment of function respectively. In its entirety, the multiaxial system provides a biopsychosocial approach to assessment. (Its emphasis is no longer needed in the twenty-first century.)

DSM-IV

The task force of *DSM-IV* and its work groups conducted a three-stage empirical process of published literature that included the following:

- Comprehensive and systematic reviews of the literature
- Reanalysis of the already-collected data sets
- Extensive issue-focused field trials

The Not Otherwise Specified (NOS) categories were provided to cover the diagnosis of other mental disorder presentations that are at the border of specific categorical definitions. The many consultations between developers of *DSM-IV* and *ICD-9* greatly helped to increase the congruence and reduce the meaningless differences between the two classification systems. Revisions and corrections that led to the publication of *DSM-III-R* in 1987 constituted the grounds for the beginning of *DSM-IV*.

DSM-IV was the product of thirteen work groups, each with responsibility for updating a section of the manual. Work group members were instructed to participate as consensus scholars following a formal evidence-based process. The work groups reported to the task force on *DSM-IV*, which consisted of twenty-seven members. Each of the thirteen work groups was composed of five or more members, whose reviews were then critiqued by fifty to one hundred advisors. Many international experts were involved to ensure that the guidelines would be applicable across cultures. In the end, *DSM-IV* was grounded in empirical evidence (it was subjected to verification and observation or experimentation).

DSM-IV was published in 1994[26] with 943 pages of text. A text revision, *DSM-IV-TR*, was published in 2000, and it would be another thirteen years before the next *DSM* (five) would be published.

In the *DSM-IV*, the chapter on substance-related disorders comprises pages 191–295 (104 pages). It discusses substance dependence, abuse, intoxication and withdrawal, and also substance-induced mental disorders included elsewhere in the manual.

Alcohol-Related Disorders:

Alcohol Use Disorders: Dependence and Abuse, Intoxication and Withdrawal and Other Alcohol-Induced Disorders: Alcohol Intoxication and Withdrawal Delirium, Alcohol-Induced Persisting Dementia and Amnestic Disorder, Alcohol-Induced Psychotic Disorder, Mood and Anxiety, Alcohol-Induced Sexual Dysfunction and Sleep Disorder. Alcohol-Related Disorder Not Otherwise Specified.

Amphetamine (or Amphetamine-like)-Related Disorders.

Amphetamine Use Disorders: Dependence and Abuse. Like Alcohol with 7 specifiers: With Physiological Dependence, without it, early full and partial remission, sustained full and partial remission and in a controlled environment.

Amphetamine Intoxication and Withdrawal, Other Amphetamine-Induced Disorders.

Caffeine-Related Disorders. Caffeine-Induced (No Dependence or Abuse) Disorders: Intoxication, Anxiety, Sleep and NOS.

Cannabis-Related Disorders: Dependence, Abuse, Induced Disorders: Intoxication Specify if: Perceptual Disturbances, Delirium, Psychotic Disorders: With Delusions or Hallucinations (Specify if: With Onset During Intoxication), Anxiety Disorder and NOS. (No Withdrawal).

Cocaine-Related Disorder. Same as above and include Cocaine Withdrawal.

Hallucinogen-Related Disorder. (No Withdrawal.)

Hallucinogen Persisting Perception Disorder (Flashbacks).

Inhalant-Related Disorders. (No Withdrawal).

Nicotine-Related Disorders. Dependence and Withdrawal. (No Abuse.)

Opiod-Related Disorders. Dependence Specify if on Agonist Therapy (Methadone).

Phencyclidine-Related Disorders. Intoxication. Specifier: With Perceptual Disturbances. Other Phencyclidine-Induced Disorders. (No Dependence, Abuse or Withdrawal.)

Sedative, Hypnotic, or Anxiolytic-Related Disorders. Dependence, Abuse, Intoxication and Withdrawal. Other Sedative, Hypnotic, or Anxiolytic-Induced Disorders and NOS.

Polysubstance-Related Disorder: Dependence. During the same twelve-month period in which the person repeatedly uses at least three groups of substances (not including caffeine and nicotine).

Other (or Unknown) Substance-Related Disorder.

DSM-5

Figures 11–12. DSM-5. DSM *history.*

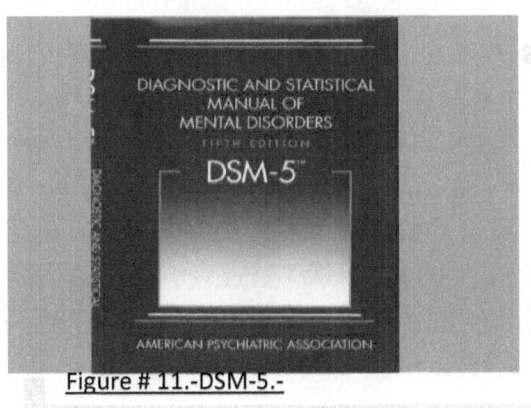

Figure # 11.-DSM-5.-

DSM-5
2013.
(Property of the author)

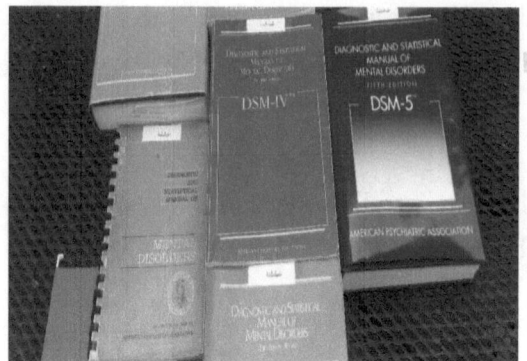

DSM-History
(Property of the author)

Figure # 12.-DSM:I-II-III-IV-5 (1952-2013).

DSM-5[27] is the most recent American publication on the classification of mental disorders. It reflects a scientific approach to mental disorders and substance use disorders. There is a Spanish edition[3] of the book as well as the original English edition.

In section II, under chapter 16, "Diagnostic Criteria and Codes," the proper term for addiction is "substance-related and addictive disorder." For me, the most important word in this title is *addictive* or *addiction*, which is the proper term. Etymologically, *addiction* means "enslavement," and indeed, lack of freedom is its most important feature, despite the fact that *DSM-5* does not use the word *addiction* as a diagnostic term due to its pejorative connotation, I use it because it defines the disorder as an enslavement. Its use in the title as an adjective, "Addictive Disorders," is a fair compromise. Note that the leading journal of the American Academy of Addiction Psychiatry is called the *American Journal on Addictions*.

To diminish the potential stigma, the diagnosis of addiction must add a positive element, such as a notation of what happens when the patient recovers. In addition, it is important to note that there are addictions with positive connotations, including exercise, cooking, and collecting in moderation.

No other disease takes possession over us in quite the same way as addiction, with its strongest, gigantic grip where we can lose everything—our family and our place in society, even our life. Similarly, nothing can be compared to the natural exhilarating feeling once the addiction has been conquered and resolved—freedom instead of enslavement. I have described this unique experience in more detail in a recently published book entitled *Liberation from Addiction*.[8]

However, the enigma of stigma is the worst repercussion of addiction. Conquering stigma is the first step in the task of achieving freedom from addiction and a scientific approach to addiction and education to increase the understanding of it.

DSM-5 is the result of thirteen years of work and offers a scientific yet efficient approach to combatting addiction stigma. It opens with an educational dialogue in "*DSM-5*: A Teachable Moment." In this article, Laura Roberts[28] explains that "teaching the teachers"—for example, mentoring "early career psychiatrists"—helps to accomplish this goal. More than a manual for psychiatric diagnosis, *DSM-5* can be the basis for educating physicians in other fields, as well as patients and their families, on the important advances that have taken place in the field of psychiatry. Having a diagnosis of an addiction disorder should not be seen as just bad news but as part of a therapeutic experience with a good news component such as "You can get better, free from your addiction. You can become a positive and proud contributing member of society and a strong person."

Published in May x[27] the new text contains 947 pages and represents a major advance in the diagnosis of mental disorders, including the most up-to-date classification. The *DSM-5* task force consisted of thirteen work groups with about ten members each and four independent committees, in addition to experts in criteria, coding and field trails. Draft text was subjected to a professional and expert review and also received over twenty-three thousand public comments. The final text harmonizes with *ICD-11* (*ICD-10-CM* was scheduled for implementation in October 2014).

Among the improvements in *DSM-5* is a dimensional approach to diagnosis with both developmental and lifespan considerations. To remove redundancy, the multiaxial system was eliminated. Today, we should think holistically about the patient rather than compartmentalizing his or her symptoms into mental, physical, and social disorders.

The APA has published a book entitled *Understanding Mental Disorders: Your Guide to* DSM-5 for the general public.[29] The book will give patients and their families a comprehensive review of all types of mental disorders in clear and plain English. It will be up-to-date and evidence-based and may go far in helping to resolve the stigma associated with addiction disorders. I applaud the APA for this valuable and badly needed book.

A brief description of *DSM-5* contents follows.

Section II. Chapter structure—twenty chapters are covered. Chapter 16 is "Substance- Related and Addictive Disorders." It includes pages 481 to 589 (108 pages).

Section III: Involving Purpose andcontent are included: Assessment Measures. Cross-Cutting Symptom Measures: Table *1-2 1*-2. Useful to track change in individual's symptom presentation over time.

WHODAS: World Health Organization Disability Assessment Schedule online (www.who.int/classifications/icf/whodasii/en). Cultural formulation, "Glossary of Cultural Concepts of Distress: *Ataque de Nervios*" (page 833).

Alternatives *DSM-5* Model for Personality Disorders.

Conditions for Further Study: Attenuated Psychosis Syndrome/ Depressive Episodes with Short Duration Hypomania/ Persistent Complex Bereavement Disorder/ Caffeine Use Disorder/ Internet, Gaming Disorder/ Neurobehavioral Disorder Associated With Prenatal Alcohol Exposure/ Suicidal behavior Disorder/ Nonsuicidal Self-Injury.

The most important future research domain criteria (RDoC) will characterize a disorder by the affected neural circuits and is considered *the future of psychiatric diagnoses*. Online URL: www.nimh.nih.gov/research-funding/rdoc/index.

Chapter 16, "Substance Related and Addictive Disorders." I am most interested in this chapter because of my subspecialty in addiction psychiatry. The name of this chapter changed despite arguments against using the term addiction. However as the colloquial phrase says, "Let us call a spade a spade," which in my opinion is the proper term.

In summary, here are the ten most important changes in the *DSM-5*.

1. It contains an important departure, which illuminates the field of addiction like a giant spotlight, into the neuronal circuitry involved in addiction. This edition of DSM includes *gambling disorder* because it involves the same neural circuits as other addictions.

2. It does not separate the diagnosis of abuse and dependence ("Diagnostic orphans" include two criteria for dependence and none for abuse are met.) Instead, criteria are provided for substance use disorder when *two criteria* are met.

The four Cs of addiction (useful as a mnemonic tool). Since 1991, I have described the three Cs[30] for the diagnosis of addiction with the addition of craving in *DSM-V*. I designed the four Cs for their importance to diagnosis: *control* (loss of), *compulsion*, continued use despite negative biopsychological *consequences*, and *craving*. These four Cs encapsulate nine out of eleven symptoms or criteria. Similarly, the three Cs can be used to specify the severity as shown below

Figure 13. The four Cs of Addiction. Craving, control (loss of), compulsion (repetition), consequences (negative biopsychosocial ones).

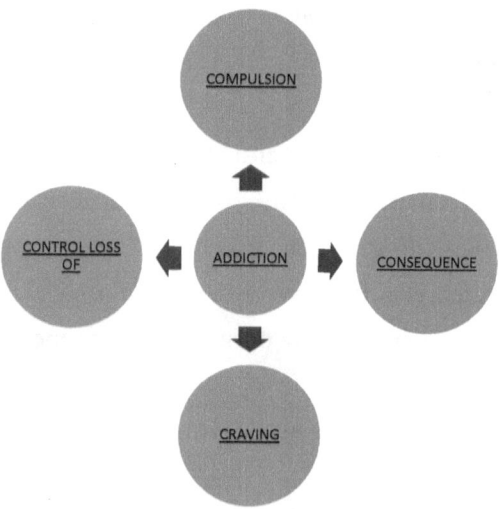

There are eleven diagnostic criteria symptoms listed by the *DSM-5*. However, the first nine are the most valid ones. (According to *DSM-5*, regarding tolerance and withdrawal symptoms [10–11], neither one is ever required, regardless of which substance is involved. Besides, these criteria

are to be applied to all types of addiction. Consequently I do not include withdrawal because not all types of addiction have it. In *DSM-5*, if they occur during appropriate medically supervised treatment, they may not be counted toward the diagnosis of substance use disorder.)

Add the qualifier for severity degree as follows:

Figure 14. Severity degrees of addiction.

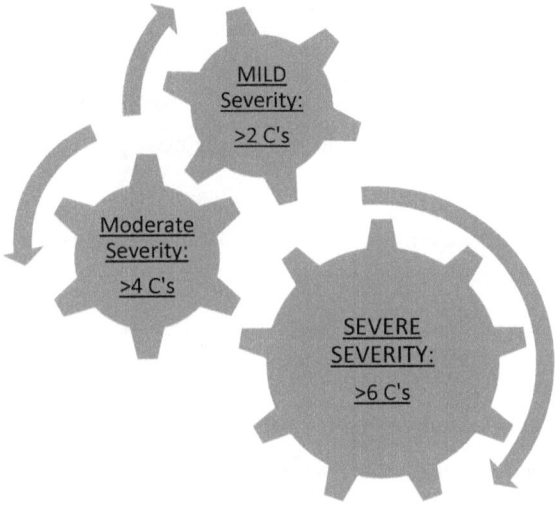

>Two *C*s (two to three *DSM-5* symptom criteria) means *mild severity.*

>Four *C*s (four to five *DSM-5* symptom criteria) *moderate severity.*

>Six *C*s (six or more *DSM-5* symptom criteria) *severe severity.*

3. The elimination of the following criteria represents a major advance in the field of addiction. *Withdrawal and tolerance*, when presented as part of appropriate medical treatment and prescribed by a doctor, *do not indicate a diagnosis of substance use disorder.* An

example would be patients who have been prescribed analgesics, hypnotics, opiates, stimulants, or sedatives. This important clarification allows us to eliminate many cases of pseudoaddiction. Withdrawal and tolerance are as normal as the withdrawal and tolerance caused by the prescription of an antihypertensive or insulin They cause a pharmacological response in the body that has nothing to do with addiction!

4. A new criterion, as if new blood is pouring into the field of addiction, is the listing of *craving* (now included as one of the four *C*s). A strong desire or urge to use a substance, <u>this crucial symptom or red flag of addiction is now part of *DSM-5*.</u>

5. Caffeine and cannabis withdrawal are new disorders.

6. Tobacco addiction is, at last, aligned with other addictions.

7. Severity is based on the number of criteria endorsed (see above): *mild (two to three), moderate (four to five), and severe (more than six)*.

8. The *DSM-IV* specifier for physiological subtype has been eliminated, as well as the diagnosis of polysubstance dependence.

9. *Early remission* is defined as at least three, but less than twelve, months without meeting the criteria for substance use disorder (*except craving*), and *sustained remission* is defined as at least twelve months without meeting criteria (*except craving*).

10. To help with clarification (like water in a clean crystal bowl), new specifiers include "*in a controlled environment*" and "*on maintenance therapy*" as the situation warrants. Examples include antagonists

(naltrexone), agonists (methadone and buprenorphine), tobacco cessation medication (bupropion and varenicline).

I have no doubt that after more than sixty years since publication of *DSM-I*, these ten changes reflect the improvements we have made in helping patients who suffer from addiction. Today, diagnosis and treatment are more precise and scientific as well as more appropriate. It is still not a perfect system, however.

Now, in the year 2015, we are in a position to truly integrate the science and practice of addiction medicine. In addition, the White House's new drug policy focuses on the science of addiction and corroborates the *DSM-5* approach.

The *DSM-V* is published and in the available to everyone. We are now on to the journey of the *DSM-6*!

IV. Stigma and Alcohol Use Disorders

Introduction and Risk Assessment

Alcohol is ubiquitous in our culture today. Lifetime exposure for any one person in the United States may be as high as 86%. More than 170 million people in the United States (90%) have had an alcoholic drink at least once in their lifetime. Of the total US population, prevalence of alcohol use disorder in adult men is about 12%.

Some historical considerations may help to understand how alcohol has become such a presence in our culture. Humans have consumed alcohol for centuries. Wine appeared in Egyptian pictographs four thousand years ago! If we think of alcohol as a "social lubricant," most people can use it safely in moderation. Today, moderate consumption means no more than two standard drinks for men or one for women daily. Alcohol can have positive health benefit when used in moderation. For example, it can increase HDL cholesterol.

However, when people consume too much alcohol, positive health benefits disappear, and it has the opposite effect of harming our health. How can we determine that any one person might develop an alcohol use disorder?

What treatment would work best for someone at risk? The following factors may help answer these questions.

1. *Family history.* A positive family history of an alcohol use disorder is a risk factor. If one grandparent, or a parent has the disorder, the risk is moderate, between 25 and 50% respectively. If both parents have alcohol use disorder, the risk rises to 80%. In that case, their children should probably not drink at all.

   If the family risk is negative or low, it is reasonable to estimate that the family members could drink moderately. But this may be an oversimplification because the genetics of alcoholism seem more complicated according to new data-driven genome-wide association studies (GWAS), which found novel risk genes.[31]

2. In a person with a diagnosed alcohol use disorder, genetic markers may help us select the appropriate medication to treat it. Genetic markers exist for naltrexone[10] and topiramate. For acamprosate,[32] the biomarker is a variant of a gene called GRIN2B which encodes a portion of the NMDA(N-methyl-D-aspartate) receptor and, if confirmed, may reduce alcohol cravings in part by interacting with the NMDA receptor. If the genetic markers are positive, the chances of the patient responding to this medication are very good. These medications will help the patient stay sober.

   For topiramate, the secret is to start low and go slow to prevent the dopamax side effects of word searchin, and memory and concentration problems. Ideal dosing is twenty-five milligrams daily, increasing each week to reach two hundred to four hundred milligrams, according to S. Batki.[33] Kidney stones, metabolic acidosis, and narrow-angle glaucoma may be contraindications for this medication, however. In that case, Batki recommends a trial with six hundred milligrams of gabapentin three times a day, and watching for signs of sedation, dizziness, or edema. Both of these medications are options when naltrexone is not effective.

3. Imaging cortical dopamine concentrations is a last application to the neurobiology of alcohol use disorder and can show objective and scientific evidence of changes in the cerebral cortex causing or predisposing someone to an alcohol use disorder [9].

The three pieces of evidence described above can help determine a person's genetic risk and the presence of altered neurotransmitters in this disorder. These advances may help the incidence of the disorder (primary prevention) or help in choosing the right medication to treat it (secondary and tertiary prevention). However, there is still the issue of stigma and alcohol use disorder. Below are summaries of several celebrity cases that illustrate the destructive effects of stigma.

Famous Cases

The first case study is the life of Ernest Hemingway,[34] an American author and journalist who was born in 1899 in Oak Park, Illinois, a suburb of Chicago.

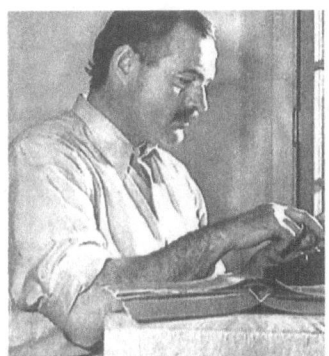

Figure # 15.-Ernest Hemingway writing *For Whom the Bell Tolls* in Sun Valley- Idaho,USA.

(Courtesy of Wikipedia the free encyclopedia)

Figure # 15.-Ernest Hemingway. 1899-1961.

His father was a physician, and his mother, a musician. In high school, Hemingway excelled in English classes. His wartime experiences in Italy as an ambulance driver during World War I formed the basis of his novel *A Farewell to Arms*. He also won the Italian Silver Medal of Bravery for assisting an Italian soldier to safety when he was only eighteen years old. Later, he won the Nobel Prize in Literature in 1954. He published seven novels, six short story collections, and two nonfiction works. In addition, three novels, four short story collections, and three nonfiction works were published posthumously.

Hemingway was married four times and was always attracted to older women. After his second divorce, he published *For Whom the Bell Tolls*. Shortly after publication of *The Old Man and the Sea* (1952), Hemingway went on safari to Africa, where he was almost killed in two successive airplane crashes that left him in pain for the rest of his life.

In 1960, Hemingway went to Spain to be photographed for the cover of *Life* magazine, in which he was to contribute a 10,000-word piece. For the first time in his life, he was unable to organize his writing. He asked A. E. Hotchner to travel to Cuba to help and trimmed the *Life* magazine article to 40,000 words but ultimately published it as a full-length book, *The Dangerous Summer*, with almost 130,000 words. Hotchner found Hemingway to be "unusually hesitant, disorganized, and confused," and suffering from poor eyesight. He may have been in the depressive phase of a bipolar disorder.

While in Spain, he was reported to be seriously ill and on the verge of death, news that panicked his wife Mary until she received a telegram from Hemingway telling her, "Reports false. Enroute Madrid. Love Papa." However, he was seriously ill and lonely, retreating into silence, despite having had the first two installments of *The Dangerous Summer* published in *Life* in September 1960.

In October, he left Spain and went to New York, refusing to leave Mary's apartment for fear that he was being watched. He was worried about both his safety and money. She quickly took him to Idaho. He became paranoid and thought the FBI was actively monitoring his movements. By the end of November, Dr. George Saviers (his physician in Sun Valley, Idaho) suggested he go to the Mayo Clinic in Rochester, Minnesota, where he received as many as fifteen electroconvulsive therapy (ECT) treatments. In January 1961, he was released from Mayo "in ruins." The ECT had been ineffective on him.

However, after a suicide attempt, he returned to the Mayo Clinic for more ECT and was released a second time, in early June. On June 2, 1961, Hemingway committed suicide by firing a shotgun into his mouth. The tragic events of the one year after he and Mary left Cuba could have been avoided had he been treated with lithium, which has an antisuicidal effect.[35]

His tragic final years are very similar to those of his father, who also shot himself. His sister Ursula, brother Leicester, and granddaughter Margaux suffered the same fates. In all, five family members died through self-destructive means.

Like Hemingway, Eugene O'Neill, another recipient of the Nobel Prize in Literature (for his play *Long Day's Journey into Night*), had a positive family history for alcohol use disorder and suicide.[36] As far as we know, he was also never treated with lithium. Accordingly, lithium was first used in the nineteenth century as a treatment for gout because it could dissolve uric acid crystals isolated from the kidney.[37] In 1949, Australian psychiatrist John Cade discovered that lithium could be an effective treatment for mania. Due to the research of Mogens Schou and Paul Baastapa in Denmark and Samuel Gehrson and Baas Bishop in the United States, the use of lithium for mania was finally approved by the FDA in 1970.[38]

Two of O'Neill's brothers and one of his sons also committed suicide, for a total of three family members. Could their disorders have been successfully treated and their lives saved? I believe that the challenges presented by the stigma associated with their disease played a large part in their tragic lives.

Today, we are closer to detecting a brain metabolite (sulfate?). According to Maria Oquendo,[39] APA president-elect, and her collaborators, the most compelling biomarkers for suicide are linked to altered stress responses and to abnormalities in the serotoninergic system. A stress-response gene (SKA2) points to a potential biomarker that can identify suicide risk, thus helping us identify people who are at high risk so that appropriate measures can be taken to prevent it.[40] The article announcing this finding was chosen as one of the Top 100 stories of 2014 by *Discover* magazine.

Treating the at-risk suicidal patient is more difficult if he or she has an alcohol or drug use disorders, as well as other psychiatric comorbidities, are present. These types of complicated cases can be seen in the medical histories of Ernest Hemingway, Eugene O'Neil, and Robin Williams. Effectively treating alcohol and drug disorders, as well as the psychiatric and medical conditions, is critical.

Hemingway, who died at age sixty-one, could have had at least ten more years to produce literary works. Even in life, he had many comorbidities (including depression) and sustained three strong emotional rejections as well as countless accidents, including his last two airplane crashes in Africa. He also sustained a lifelong injury on 1929 when he mistakenly pulled a skylight down to his forehead. What role did alcohol play in these mishaps? With proper treatment, perhaps all could have been prevented. In a few more years, to prevent suicide, he could be given ketamine.[41]

Hemingway was fascinated by Spanish bullfighting, which is featured in his novel, *Death in the Afternoon*, published in 1929, and later in 1945, when he published *For Whom the Bell Tolls* and "The Snows of Kilimanjaro."[42] Both feature the fascination between life and death. Can we conclude that Hemingway had an internal battle underway between death and life? Before 1928, only a superficial reference is made in his biography that he indulged with an Irish writer in alcoholic binges, but later on, many years of heavy drinking plus headaches, hypertension, type II diabetes, obesity, disc disease, and many accidental injuries, including concussions, second-degree burns, and broken ribs, and a broken skull that dated back to his early twenties.

In 1954, hemochromatosis was listed among his medical comorbidities. His father had also suffered from this disorder, in which iron cannot be properly metabolized. I have no doubt that this condition affects the central nervous system and contributed to Hemingway's death. After his last plane crash in Nairobi, the following illnesses were listed: two cracked discs, kidney and liver ruptures, dislocated shoulder and a broken skull. These reports led Hemingway to believe he was reading "erroneous obituaries," proving his internal war between God and demons. He was bedridden from 1956 to 1959. Wouldn't we have liked for him to live another twenty years? I believe his early death could have been prevented through proper treatment if not for the stigma associated with alcohol use disorder.

There is, however, one well-known success story in the fight against alcohol stigma. The former First Lady and wife of President Gerald R. Ford fought against alcohol addiction for many years. After her successful recovery, she founded the Betty Ford Center, which served as a model for many facilities that followed.

When stigma is removed from the equation, prevention and treatment are possible. Substance use disorders and other mental disorders are like any other medical illness that can be treated and, often, prevented.

Three medications are approved by the FDA for the treatment of alcohol use disorders. They are described below.

Disulfiram/Naltrexone/Acamprosate

All of these medications are underutilized by doctors in the United States. Fewer than 10 percent of patients are treated with these medications. Furthermore, many health-care professionals are unaware that these medications are effective treatment options for alcohol use disorders. Recent reports indicate that Naltrexone and Acamprosate show the same effectiveness when used in addition to biopsychosocial interventions in preventing patients from resuming alcohol consumption, reducing motor vehicle crashes, and decreasing injuries from all sorts of accidents, thus reducing overall mortality. It can also lower the risk of certain cancers, depression, and suicide.[43]

Despite the availability and efficacy of treatments, fewer than one-third of patients receive any treatment. Any study has to be taken with certain skepticism especially when Antabuse does not support its efficacy for most patients with alcohol use disorders. A comprehensive review of the literature was undertaken with meta-analysis and funded by the Agency for Healthcare Research and Quality. A total of 22,803 participants were studied. How did the drugs work and what do they do? More importantly, for whom are they indicated? If both medications are equally effective, doctors should use other criteria, such as availability, convenience, cost, side effects, and contraindications to choose between the two. Other important factors are a family history of responsiveness to these medications and pharmacogenetics. Other medications not approved by the FDA but effective in some people with alcohol use disorders are: topiramate, nalmefene, and according Shalloum, valproic acid.[44] A brief clinical description of these medications follows.

Disulfiram (Antabuse) was discovered by accident in 1948 by Erik Jacobsen and others.[45] The substance was intended to provide a remedy for parasitic infestations. However, workers testing the substance on themselves reported severe symptoms after drinking alcohol, because it blocks the metabolism of alcohol by inhibiting the enzyme acetaldehyde dehydrogenase, causing the accumulation of acetaldehyde with the unpleasant symptoms, called the *disulfiram-alcohol reaction.*

Figure 16. Disulfiram reaction.

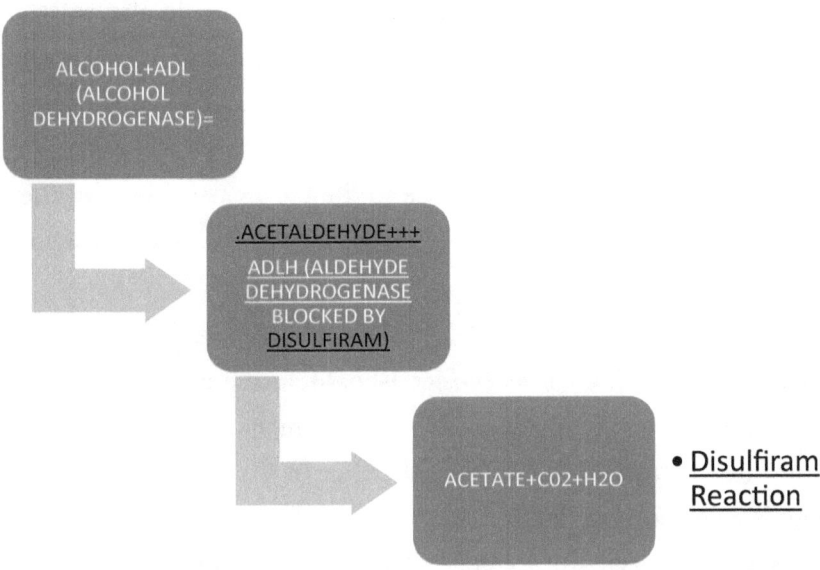

Despite its reputation as a dangerous drug, it is suitable for highly motivated people who can be strictly supervised. Its primary use may be as an aversive conditioning treatment of alcohol use disorders. Figure 16 shows how the drug is meant to condition the patient to avoid alcohol. This drug should be combined with support, such as Alcoholics Anonymous (AA) groups, and psychotherapy.

The disulfiram-alcohol reaction can cause facial flushing, respiratory depression and cardiovascular collapse, myocardial infarction, convulsions, and even death. Therefore, it is contraindicated for patients with significant pulmonary or cardiovascular disease. Any cardiopulmonary reaction to the drug requires supportive therapy to prevent shock. Using oxygen, intravenous vitamin C, ephedrine, and antihistamines have been reported to help. Patients should be warned that this reaction might occur two weeks after the last dose of disulfiram.

For maintenance, it should not be given until the patient has abstained from alcohol for at least twelve hours. The patient should also carry an identification card listing the drug and its possible reactions, along with the name and telephone number of the physician to be called in case of emergency. The usual dose of disulfiram is from 125 to 500 milligrams daily. Its effectiveness is questionable, according to an article by Jorgensen, who after reviewing eleven double-blind studies, claims that it is slightly superior to a placebo.[46]

Acamprosate is also known as N-acetyl homotaurine and by the brand name Campral. It is available in 333 milligram tablets of acamprosate calcium, and it stabilizes the chemical balance in alcohol use disorders by antagonizing glutaminergic (NMDA: N-methyl-D-aspartate) receptors and agonists of GABA type-A receptors. One of the mechanisms of tolerance to alcohol seems to be GABA A receptors becoming down-regulated. That is, they become generally less sensitive to the inhibitory effects of the GABA (gamma-aminobutyric acid) receptors, leading to sympathetic overstimulation. Acamprosate opens the chloride ion channel in a novel way as it does not require GABA as a cofactor, so it is not as addictive as benzodiacepines. Its mode of action is similar to methocarbomol, which only has a two-hour half-life. Acamprosate has a much longer, thirty-three-hour half-life. It also reduces the glutamate surge due to up-regulation of NMDA receptors.

In addition to its action on the GABA and NMDA receptors, Acamprosate also acts as a metabotropic glutamate receptor 5 antagonist. In addition, it has some putative neuroprotective effects—it protects neurons from damage and death caused by the effects of excess alcohol. The effective dose is two 333-milligram tablets three times daily. This drug must be given to patients who have already been through a detox treatment. It was approved by the FDA in 2004 and has been legal in Europe since 1989.

The most common side effects are headache, diarrhea, flatulence, and nausea. This drug should be given in combination with abstinence and support groups. It is considered safe and effective because it increases the percentage of alcohol-free days. Evidence-based studies on acamprosate have shown it to be a safe and cost-effective treatment for alcohol addiction. Studies in Europe have shown that it is more effective in alcohol-dependent patients with good family support and in patients who are followed in the community by health-care professionals.[47] Once stable, the abstinence by delayed cravings is reduced.[48]

Naltrexone is an opioid antagonist used in the management of both alcohol and opioid use disorders.[49] Its generic name is naltrexone hydrochloride and brand names Revia and Depade. In the United States, a once-monthly extended-release injectable formulation is marketed under the trade name Vivitrol. Naltrexone should not be confused with naloxone, which is used in emergency cases of opioid overdose. It was approved by the FDA for the treatment of alcohol use disorders in 1994, after two randomized clinical trials conducted in 1992. The multicenter COMBINE[50] study showed the efficacy of naltrexone in primary care settings without adjunct psychotherapy. The standard regimen is 50 milligram daily or Vivitrol IM 380 milligram monthly.

A report from *The Fix* stated that they "evaluated Vivitrol, *the newest anti-addiction drug—actually an injectable form of an old pill. It's definitely better than nothing. But is it $1,100 a month better?* "[51] This sarcastic question should be taken with a grain of salt. Naltrexone reduces relapse rates after abstinence. It also helps reduce heavy drinking among people who return to drinking. (The Sinclair method, whereby patients continue to drink, is less effective in achieving abstinence.) It blocks the opiates released by alcohol especially in people who show a certain variant of the gene

OPRM1, which is seen in 30% of white people, 60–70% of Asian people, and only rarely present in African Americans.

Is naltrexone effective and safe? Enoch Gordis, former director of the National Institute on Alcohol Abuse and Alcoholism (NIAAA) observed that "while not a 'magic bullet,' naltrexone promises to help many patients in their struggle against chronic relapsing disease." As of 2010, there were fourteen PCT studies assessing the effectiveness of naltrexone compared to a placebo for treating alcoholism, which included 2,107 people in five cities. Those studies concluded that

> [i]n brief, naltrexone is significantly beneficial in helping those patients who cannot remain abstinent to reduce their drinking behavior, breaking the vicious, self-destructive cycle in abstinence, whereby one drinks leads to another, and allowing more quality time for psychological therapy to be productive.[52]

Selecting the Right Medication

Topiramate and valproic acid are not FDA-approved, but in selected patients, these drugs might be very useful. As stated previously, valproic acid has been shown to be effective according to studies by Shalloum.[44]

Of the three medications that have been FDA-approved, how do you select the right one?

I will propose a circle of decision-making.

Figure 17-. Circle of medications for alcohol use disorders: first naltrexone, then acamprosate, and lastly, disulfiram.

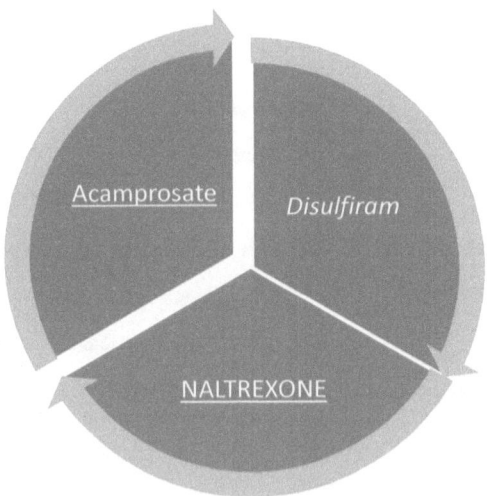

1. The most commonly used medication, naltrexone, should be reserved for patients who may have a comorboid addiction to opiates (in which case the drug could treat both disorders). The drug might also be preferred for patients who have a positive family history of a good response to it or a positive pharmacogenetic response to it.
2. Acamprosate is preferred for mild to moderate cases and for patients who can reliably take two tablets three times a day. The patient must go through detoxification before taking this medication.
3. Disulfiram should be reserved for patients and families who request it and are well-informed about both other options and the risks and benefits of this drug. It is generally also meant for patients with a severe degree of alcohol use disorder, and for those who have failed with naltrexone and acamprosate. The drug is contraindicated for patients with severe cardiovascular or pulmonary disease.

From the epidemiological point of view, the most important study is underway, sponsored by theNIAAA. It is the ABCD study. It will last ten years and will offer fresh data on drugs and alcohol from adolescence to adulthood.

Other Important (Nondrug) Treatments

Well before the three medications described above were discovered, there was another important breakthrough in the fight against alcohol addiction. On June 10, 1935, Robert Holbrook Smith took his last drink of alcohol. Dr. Bob, as he was called, was the cofounder of Alcoholics Anonymous (AA).[53]

He had been a heavy drinker since his college days and once went on such a binge that his fraternity brothers sent for his father to go and take him home for awhile. Despite these early problems, Dr. Bob earned an MD degree, but with the exception of two years during his hard internship, he was seldom sober. His wife-to-be was hoping for a miracle cure.

> Following a period of heavy drinking and despite managing the support both his alcohol addiction and his marriage, Bob reached a turning point when he met an NY broker who had travelled to his hometown of Akron, Ohio, for a business deal. The broker, Bill Wilson (later referred to as Bill W.), had been addicted to alcohol for many years. But when he talked to fellow addicts about the need to stop drinking, he discovered that he had less craving for alcohol as well. This spiritual awakening, also called an extraordinary spiritual experience[54] is perhaps due to the release of key neurotransmitters in the brain such as oxytocin and, possibly, opiates, but not enough is known about the biological basis yet.

Although his business deal in Akron fell through, Bill W. moved in with Bob to try to help him beat his alcohol addiction. When the two men wanted a drink—remember that craving is the last and very important criteria in the *C* list for addiction—they would go out and find another addicted person to talk to. They were successful in helping a number of people reach sobriety and began reaching out to people in other cities. Alcoholics Anonymous was born before Bill Wilson and Bob fully realized what they had created. The date of Bob's last drink, June 10, 1935, is celebrated worldwide as the birth date of AA. His book *Alcoholics Anonymous* was published in 1951 and is currently in its thirteenth printing. Bob personally visited about five thousand patients with alcohol addiction in Akron hospitals. He was also beloved by 120,000 members of AA, whom he helped find their way back to good health. Membership in AA has grown to millions worldwide.

Bob achieved his ambitions, one of which was to own a convertible. We could see him at the age of seventy-one speeding through the streets of Akron, a reporter noted:

> The long slim lines made even more rakish with the top down. No hat, his face to the sun, into the driveway he sped. Pebbles flying, tires screeching, he'd swoosh to a stop.

He died shortly thereafter of colon cancer. His only monument is a plaque, but the millions of people he helped rescue from alcohol use disorders will never forget him. Bill W. explained why there would be no imposing monument to this great man who had helped so many people. He quoted Bob as saying "Anne [his wife] and I plan to be buried just like other folks."

Thus, only a simple plaque in the alcohol use disorders ward of Saint Thomas Hospital in Akron commemorates his work as the cofounder of Alcoholics Anonymous. As he said,

> Share experience, strength and hope. Stay active in service. One day at a time for the rest of your life. A handshake, smile and hug as often as possible.

The *APA Textbook of Substance Abuse Treatment* states that since AA's founding, it has reached more than two million members in more than one hundred thousand groups in at least 150 countries. According to the latest AA survey, thery six percent of members reported that they have been sober more than ten years.[55]

Forerunners of AA were the Washington Total Abstinence Society (1840s) and the Independent Order of Good Templars, founded in 1851, which claimed to have had four hundred thousand members. Reform clubs later overtook these early societies and their ability to recruit was impressive. More than fifty thousand members were reported in Philadelphia alone in 1870.

There was one seminal movement in the origin of AA: the Oxford Group became active in helping persons with alcohol use disorders through leadership by a New York City Episcopal priest, Rev. Sam Shoemaker. This group endorsed the five *C*s: confidence, conviction, conversion, comradeship and continuance.

The relationship between Carl Jung, the famous Swiss psychoanalyst, and Roland H., the later leader of the Oxford Group, was described as a failed therapeutic experience. However, Jung stressed the possibility of "strong spiritual change or awakening," which was critical in Roland joining the Oxford Group. The conversations between Jung and Ronald were to become the first link in the chain of events that led to the founding of Alcoholics Anonymous. This mission led Roland to interview Edwin Thacher (Ebby T.) who established his first period of sobriety and found "friendship and fellowship." Ebby sought another hopeless person with alcohol use disorder, his friend Bill Wilson, who became involved with the Oxford Group. This led him to Akron, Ohio, to reach out to another individual addicted to alcohol, Bob. The following is a crucial conversation between Bill W. and Bob:

> Here was someone who did understand, or perhaps at least could. This stranger from New York didn't ask questions and didn't preach; he offered no "you musts." He had simply told the dreary but fascinating facts about himself, about his own drinking. And now, as Wilson moved to stand up to end the conversation, he was actually thanking Bob for listening. "I called Henrietta [the owner of the gateway house in Akron were they both had this conversation] because I needed another person with an alcohol use disorder. I needed you, Bob, probably a lot more than you'll ever need me. So, thanks a lot for hearing me out. I know now that I am not going to take another drink. And I'm grateful to you. While he had been listening to Bill's story, Bob had occasionally nodded his head, muttering "Yes, that's like me, that's just like me." Now he could bear the strain no longer. He'd listened to Bill's story, and now, by God, this "rum hound from New York" was going to listen to him. For the first time in his life, Bob Smith began to open his heart.

This conversation has nothing to do with stigma and everything to do with altruism and the release of enigmatic and liberating neurotransmitters.

KEY POINTS

- Alcohol is ubiquitous in our civilization. It is legal and, when consumed in moderation, might have useful health benefits.

- Well-known cases of people with alcohol use disorders, such as Ernest Hemingway and Eugene O'Neill, illustrate how the devastating effects of alcohol precipitated their early deaths. Their tragic deaths could have been prevented if they had received appropriate treatment for their addictions and its comorbidities, without any stigma.

- Three medications approved by the FDA for the treatment of alcohol use disorders have been underutilized: naltrexone, acamprosate, and disulfiram. These drugs must always be part of a biopsychosocial model along with AA and counseling.

- The accomplishments in the 1930s and beyond by Bob and Bill W., cofounders of AA, show that millions of people can conquer alcohol use disorders without the help of any medications.

V. Enigma and Stimulants (Cocaine) Use Disorders

History

Cocaine can be traced back to northern Peru, where ruins of coca leaves are at least eight thousand years old.[56] Coca leaves are indigenous to Bolivia and Peru. Cocaine is one of fourteen alkaloids isolated from coca leaves by Viennese chemist Albert Niemann in 1859.[57]

Despite numerous panacea-like claims for cocaine in the United States, its only medically approved use is as a local anesthetic. This use was discovered by Karl Koller, a German ophthalmologist.[58] He experimented on himself by applying a cocaine solution to his eye, and then pricked it with pins to test the result. He found that cocaine was an excellent local anesthetic, and he used it when he performed ophthalmic surgery on patients. Koller presented his findings at the International Society of Ophthalmology in Heidelberg in September 1884-x after which he was declared a "mankind benefactor." Koller was a contemporary of Sigmund Freud, a famous psychoanalyst. In 1884, Freud wrote a classic paper "Uber Coca,"[59] in which he accurately described the coca plant and seven therapeutic indications for cocaine, but the only valid one he classified was its use as a stimulant.

Coca chewing and cocaine addiction are two sides of the same coin. One big difference is in potency—cocaine snorting is two hundred times more potent than chewing the coca leaves. The latter may be beneficial for the Peru-Bolivian Indians, and the former can be fatal for the consumer! Coca chewing is called *acullicu* in Bolivia and *chajchar* in Peru. For the Peruvian and Bolivian Indians, chewing the leaves is a eight-thousand-year-old cultural ritual with potentially positive mental health benefits, mostly helping alleviate mild depression.

Figure # 18.-COCAINE/PACO/CRACK.-Property of the author.

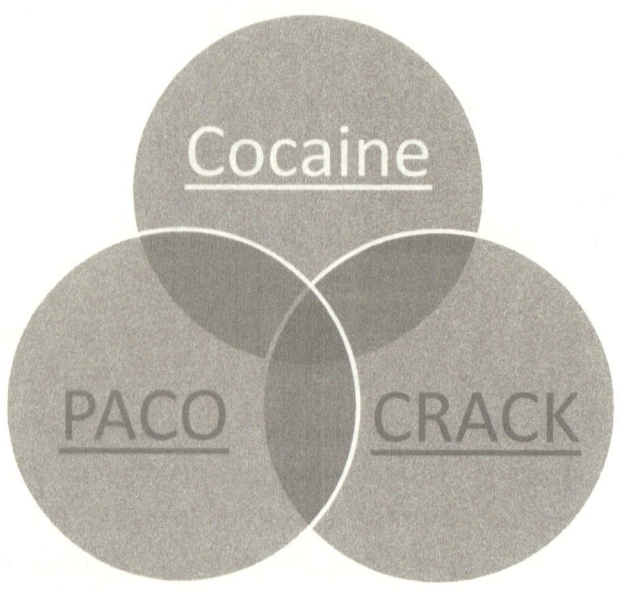

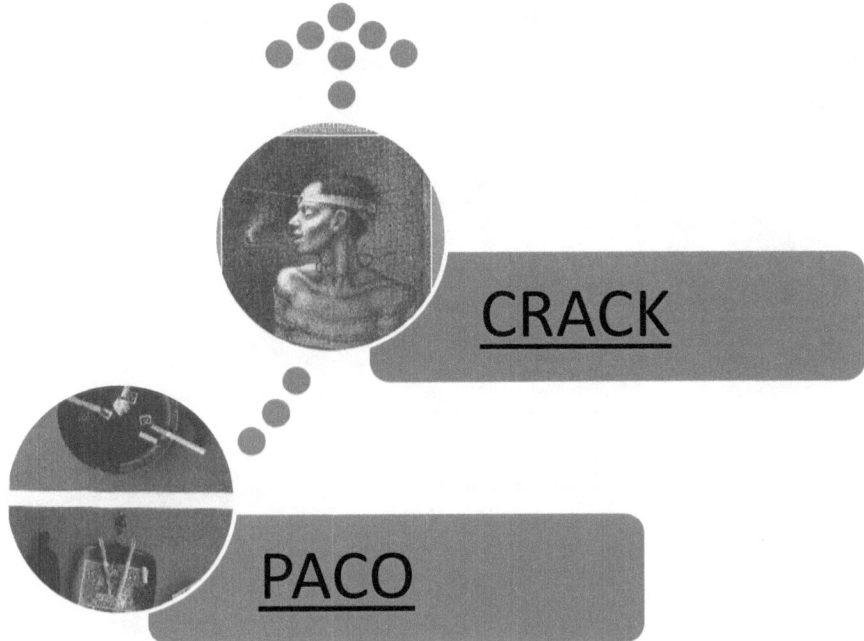

Figure # 19.-

Figure 21. Lower circle, paco (cocaine paste) or cocaine sulfate (intermediate product in making cocaine chloral hydrate) smoking in cigarettes. *Upper circle. Smoking a* crack *pipe. Crack* is obtained from heating cocaine chloral hydrate with baking soda.

Coca plantations and coca leaves are legal in Bolivia and Peru, and they are used to treat altitude sickness in whites. This use is quite different than pure cocaine, which in the form of crack cocaine can go into the brain in five seconds and kill due to coronary vasoconstriction. Cocaine is potentially even more lethal when combined with alcohol, forming coca-ethylene. Here we see how accurate the prophecy of the Bolivian coca legend is:[60]

> *You shall find the coca leaves on the slopes of the Andes. The juice of the leaves, my sons, will give you strength and relief*

from pain, hunger, and sadness. However, if the white uses cocaine, he should be cursed with idiocy and insanity.

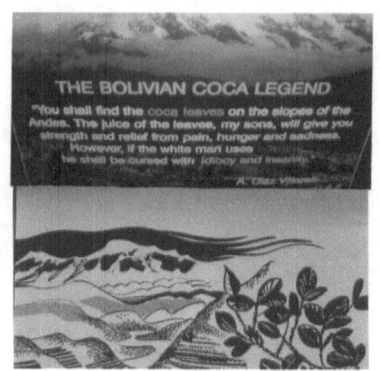

Figure 20.-The Bolivian Coca Legend
(1948)
(Property of the author)

Figure # 20.-The Bolivian Coca Legend.A.Diaz Villamil

Famous Cases

This prophecy, unfortunately, became true for many celebrities in the United States, some of whom met untimely deaths as a result of their addiction. One such person was Whitney Elizabeth Houston (1963–2012), an African American singer, actress, producer, and model.

Whitney Houston was a mezzo-soprano referred to as "the Voice," a pop diva with exquisite vocal fluidity and purity of tone who mesmerized her audiences. She sold more than two hundred million records worldwide. Her looks and charm contributed to her fame. She married singer Bobby Brown and had a daughter, Bobbi Kristina Brown. Her half-brother is basketball player Gary Garland.

Despite her success, Whitney Houston had a cocaine use disorder, which contributed to her early death. Crack cocaine was among the factors that killed her on February 11, 2012, at the Beverly Hilton Hotel in Los Angeles,

California. Her death was originally reported as an "accidental drowning." According to forensic pathologist Richard Shepherd in a televised report, Autopsy: The Last Hours of Whitney Houston."[62]

Findings in her autopsy were a fatty liver due to frequent alcoholic binges and a perforated septum, which is a pathognomonic sign for snorting cocaine. She also displayed coronary artery restriction due to freebasing cocaine. Interestingly, her vocal cords were almost intact.

In an interview with Diane Sawyer in November 2002, Whitney said, "Crack is whack. I am rich, and I am not going to use crack." However, reports after her death showing bruises on her forehead and in several other areas of her body, along with a toxicology report showing Xanax, Flexeril, Benadryl, cocaine, and cannabis, all suggest she was using and combining drugs and prescription medications that made her extremely drowsy when she took a bath. In a tub with very hot water, she experienced the "Jacuzzi effect," and her blood pressure plummeted. The synergistic effect of these drugs and the bathwater caused her drowning. Her room at the hotel was in total disarray with cigarette butts, open beer cans, beer bottles, and eight prescriptions from five different doctors found. The latter indicates she was "doctor shopping" to self-medicate perhaps an underlying mood disorder, and the side effects of crack cocaine use.

The most toxic substance found in her body was cocaethylene, the combination of cocaine and alcohol that, as stated above, is very toxic to the heart. (In the early 1980s, I saw many reports from Santa Cruz, Bolivia, of overdoses due to this dangerous condition.) As a sign of drowning, lung crepitation was found, indicating water in her lungs. This finding was likely caused by her inability to stand up due to postural hypotension and severe drowsiness. She fell, hitting the left side of her forehead, and drowned.

In addition to the sad circumstances surrounding her death, Whitney was almost broke even though she had signed a contract for $100 million! Her will called for her only daughter, Bobbi Kristina, to receive 20 percent of her estate at age twenty-one and the remainder at age thirty. But after Whitney's death, a battle among family members ensued as sales of her records exploded, resulting in an additional $10 million in her estate.

We should remember celebrities because of their positive qualities. Whitney had an angelic voice that was an inspiration to many people, as well as stunning looks. If she had been properly treated for her addictions and psychiatric comorbidities, she could have lived at least another thirty years. Instead, she was self-medicating mainly with crack cocaine, possibly for a severe depressive disorder. Side effects of her fame may have contributed to her mood. She hid a possible lesbian sexual orientation, was rejected by much of the black community due to her success with a mostly white audience, and had a turbulent marriage to a man who was always in trouble. Speculations about her life were aired in a TV program in November 2014.[63]

The program claimed that her marriage was pushed precipitated to hide her true sexual orientation. The woman she might have been attracted to was her classmate Robyn Crawford. The conflicts in Whitney's marriage surfaced after she made the movie *The Bodyguard*, with its famous song, "I Will Always Love You," which became a huge success. Was Whitney a sell-out to a white audience? Was she the victim of extortion due to her sexual orientation? These questions remain unanswered.

Her husband may have been jealous, not only of her career success, but her attraction to Robyn. These factors undoubtedly played a role in their divorce, and they became fodder for the tabloids as well. It is possible that Bobby became an enabler of her cocaine use disorder; they had a codependent relationship. When he was released from jail in 2002, she was seen swearing at the media with a haggard facial expression. She gave a performance in Brisbane, Australia, that was a fiasco.

Was her marriage a case of opposites attract? Was it an attempt to hide her sexual attraction to Robyn Crawford? The two were so close that Whitney appointed Robin as her executive assistant. Soon after, Whitney hit the top of her success and the bottom of her addiction. Because of her erratic behavior, both Robyn and her father figure and promoter, Clark Davis, left her. Whitney sank into despair, which ultimately led to her early death. Davis had tried to resurrect her from her addiction. He arranged to have her as the star of the Emmy Awards ceremony in 2012. Instead, she was dead that day, in the hotel where the ceremony was to take place. No one said a word about it during the broadcast.

There is no doubt that Whitney was under tremendous pressure to perform and attracted much attention because of her celebrity status. Is it possible that she had too much to hide, and she reached a breaking point that ended with her destroying her life with crack cocaine? I believe she needed proper professional help. Treatment could have prevented her downfall and could have also prevented her from being abandoned by those closest to her. Her story is another sad example of stigma playing a crucial role in a celebrity's death. Being a celebrity brings with it the extra responsibility of constantly being in the public eye. Celebrities and addiction often go together, but tragic outcomes can be prevented. According to a celebrity drug death memorial wall, seventy-six have died.[64] At least 150 current living celebrities have addiction disorders. High incomes allow them easy and sustained access to drugs. When combined with pressures and stressors of fame, addiction is often the result. Marilyn Monroe, Elvis Presley, Michael Jackson, Judy Garland, Anna Nicole Smith, Philip Seymour Hoffman, and Robin Williams are all tragic examples of this phenomenon. Russell Brand spoke before the UK Parliament and told the drug policy committee that addicts are sick people, not criminals, and called for more compassion.

Another important factor among these actors is their fluctuating schedules.[65] They work long days for weeks and months at a time, and then have long periods of time where they are not working. Sometimes, they wonder if they will ever work again. Idle time is often a recipe for trouble. "Idle time is the mother of all vices," says an Italian proverb. Celebrities do not keep a nine-to-five schedule; they have seemingly endless amounts of playtime.

Another well-known celebrity case of addiction is Elvis Presley, known to many as "The King."[66] He started heavily using amphetamines and barbiturates after his mother died. He was also known for excessive generosity, once giving away seventeen Cadillacs to his entourage! That action could indicate a substance-induced manic state. His promoter, Colonel Parker, took advantage of Elvis's generosity by demanding more than 50 percent of his royalties. After Elvis's death, he was accused by a probate court of fraudulent business practices.

Elvis fell victim to a substance use disorder mostly because he had to perform so many times with almost no rest and relaxation in between performances. He self-medicated in part to keep up with this around-the-clock lifestyle. His addiction resulted in his death at the age of forty-two in 1977 from a heart arrhythmia. More than fourteen different prescription drugs were present in his body at the time of his death. It is difficult to make a diagnosis of heart arrhythmia in an autopsy Robert Shepherd believes Elvis suffered from obesity, very high cholesterol, severe constipation, and a heart that was almost triple normal size. The severe intestinal constipation was perhaps induced by his opiate use disorder. Shepherd believes Elvis used a lot of meperidine, one of the strongest opioids, without control. Before his death, Elvis tried to use a commode and attempting a Valsalva-like maneuver likely contributed to his cardiac death. In healthy people, the heart becomes smaller but it may dilate in people with impaired myocardial reserve.

Only his hairdresser and his barber knew that Elvis suffered from a deep depression. Their assessment is questionable, however, because he may have been suffering from a drug-induced mood disorder rather than a genuine one. He may also have had social anxiety disorder, which he seemed to conquer. His fascinating and sexually provocative "Elvis Pelvis" movements may have started with shaky legs in front of audiences he initially feared. In any case, the stigma led him to self-medicate and prevented him from getting the proper drug and psychiatric treatment for his substance-induced disorder.

In the end, he left the world his home, Graceland, as a legacy. It has been converted into a first-class museum visited by millions of people each year. He also set up a fund for indigent children. We should remember Elvis for his love and generosity. He was the second highest-paid singer of his time, with more than one billion records sold during his lifetime.

Not all celebrities suffer the tragic fates of Whitney Houston and Elvis Presley. Some succeed in recovering from their addiction disorders. One of the most well-known examples is Robert Downey Jr.[68] Known to many as a protagonist of the *Iron Man* and *The Avengers* movies, he has earned many millions of dollars in his acting career. For the past two years, he has topped the *Forbes* List of Top Earning Actors. Born in Greenwich Village, New York City, drugs became a way of life for Downey. His father was half-Lithuanian Jewish and half-Irish Hungarian descent. From a young age, Robert Jr. fought hard against his incipient addiction over and over again, to the point where it appears he felt no stigma in confronting his tendency. He was initiated into addictive habits by his father at the early age of just eight years by smoking joints, then cocaine, then heroin, and then drinking alcohol. He often combined drugs, art, and addiction in increasingly dangerous proportions until he was arrested carrying a Magnum-style gun. Explaining the circumstances to a judge about the incident, which took place in Malibu, California, he said, "I like the taste of the gun in my mouth. It was like playing russian roulette."

This situation tells us that he had serious self-destructive tendencies. He was sentenced to prison multiple times. When he was threatened with losing his son, Indio, many of his friends intervened to help him, including Jodi Foster. He went through a revolving door of prison and rehab facilities until his last release in July 2003, when he finally embraced sobriety. "What is hard is to decide to do it," Downey is quoted as saying. He credited his friends and family in helping him conquer substance- and alcohol use disorders.

Downey has described his religious beliefs as Jewish-Buddhist. He studies astrology and practices Kung Fu. In the past, he has been interested in Christianity and the Hare Krishna ideology. Oftentimes, he will focus just on his work. Downey has described how he worked long hours and many weekends to ensure the accuracy of his portrayal of Sherlock Holmes so as to make the film a success. One of the secrets to his recovery is hard work. Thanks to his family, twelve-step recovery programs, yoga, and his strong work ethic, Robert Downey Jr. is now enjoying high levels of success and is free of alcohol and drug addiction. Because he started using drugs at such a young age, he might not have a genuine psychiatric comorbidity but a drug-induced one.

Robert Downey Jr. has been a close friend of Mel Gibson since they worked together in the movie *Air America*. Downey defended Gibson during the scandal surrounding Gibson's direction of *The Passion of the Christ*. He also came to Gibson's defense after his DUI arrest in 2006, after which Gibson said, "He was one of the first people to call and offer the hand of a friend. He just said 'Hey, welcome to the club. Let's go see what we can do to work on ourselves.'" Like Bob and Bill W., they were never alone again. InOctober 2011, when Downey was honored at the twenty-fifth American Cinematique Awards, he chose Gibson to present him with the award for his life's work. In his acceptance speech, Downey addressed his fellow entertainers directly:

> I humbly ask you to join me—unless you are completely without a sin—and in this case you picked the wrong industry—in forgiving my friend of his trespasses and offering the same clean slate that you gave me and allowing him to continue his great and on-going contribution to our collective art without shame.

After the speech, the two friends hugged on stage to a standing ovation. If they experienced the spiritual awakening that Bob and Bill W. experienced, they released in their brains endogenous and mysterious chemicals that helped them achieve sobriety.

Celebrities who triumph over addiction should be widely acknowledged due to the difficulties they have to face being in the public eye. Robert Downey gives us a very important message to never quit trying. Despite going to prison (where his proclivities and political preferences hopefully were changed for the better), he did not remain in prison, and punishment and stigma did not touch him. It was a temporary and unhappy experience that he overcame. His story can help society change for the good.

Even when his son, Indio, was arrested in 2014 in West Hollywood, we see Downey's determination to succeed. Indio was taken into custody on felony cocaine possession charges after the car he was a passenger in was pulled over. When Downey posted bail for his son, he stated that

> unfortunately, there is a genetic component to addiction, as Indio has likely inherited it. Also there is family support, and understandably, we are all determined to rally behind him and help him became what is he capable of being. We are all grateful to the sheriff's department for their intervention, and believe Indio can be another recovery success story instead of a cautionary tale.

Defying the odds and becoming clean following years of substance abuse was not an easy task for Robert Downey Jr., but he made it. Kudos to him!

Drew Barrymore had developed a serious addiction to drugs and alcohol by her late teens. Throughout her twenties, however, Barrymore put forth the effort to get clean and is now one of the most powerful women in the movie industry. I believe that we should make these success stories more common knowledge and admire these celebrities for their triumphs. As one commentator said,

> Addicts are human beings and deserve the same compassion that anyone else with a disease gets. Those who love them are often the same ones enabling them. The whole thing is tragic no matter who suffers.

Tragedy can be transformed into triumph with a big challenge without stigma. It is difficult but not impossible to treat celebrities' addiction and their medical and psychiatric comorbidities. "Faith—it does not make things easy. It makes them possible."

Nobody wants to be called an alcoholic. Many people view it as a derogatory label, and it's probably why many celebrities are ashamed to face their struggles with addiction. The offensive connotation must be eliminated, and according to *DSM-5*, calling it an alcohol use disorder may not sound as bad.

Robin Williams was a one-of-a-kind actor and comedian with 106 acting credits to his name when he died in August 2014 in his Tiburon, California, home from suicide by asphyxia.[69] He was sixty-three years old. Suicide is, tragically, a permanent answer to a temporary problem. I have no doubt that the stigma of his addiction combined with a diagnosis of Parkinson's disease and Lewy body dementia contributed to his depression and death. Parkinso's and dementia combinations of illness which can be fatal. This illness probablyinvolves the same neural circuits with more intensity. We are beginning to learn more about Parkinson's disease. At the University of Pennsylvania, researchers found that olfactory hallucinations may precede Parkinson's for years. Why? Parkinson's is a prime example of a neuropsychiatric disorder.

Robin Williams's addiction started in the 1970s with cocaine. But after the death of John Belushi due to cocaine overdose and after the birth of his son Zak, Williams was able to quit drugs and alcohol for a while. Regarding his addiction to cocaine, he is even reported as stating cocaine made me paranoid and impotent, not fun. However exercising saved my life. What a paradox! But his progress in fighting his addictions was not enough to fight against the stigma of addiction, with Parkinson's disease as a very serious comorbidity because it can exacerbate depression.

Williams relapsed into drinking alcohol again while filming in Alaska in 2003. He candidly declared he was an alcoholic in 2006 and entered a rehab facility in Oregon. In 2009, he had surgery to replace an aortic valve at the Cleveland Clinic. In mid-2014, he entered Hazelden Foundation in Minnesota. However, shortly before his death, he was diagnosed with early stage Parkinson's diseases. His autopsy confirmed Lewy body dementia. I believe these medical conditions greatly contributed to his demise.

According to Williams's publicist, he had been "battling severe depression of late." He had not been able to manage it well. The publicist further explained:

> Robin had kept himself secluded for those last few days, and Susan [his wife] was worried about him. He did not talk too much and didn't want to leave his house. He really only wanted to spend time with his dog, Leonard. It was very sad, but this was a normal routine for Robin. He would go through "highs and lows."

In early July 2014, Williams checked into the rehab facility for help maintaining his sobriety. He put up a good fight.

His genius as a comedian, his versatility, and his skill at the art of improvisation made us all laugh but also demonstrate the internal battle that was taking place within him. Only at the end of his life did the demon of Parkinson's disease tip the balance, with stigma playing an important role. What a pity. If we could have offered him extra help, we might have been able to prevent his death and enjoyed his performances for at least ten more years.

Williams had an innate ability to improvise, and he inspired a new generation of stand-up comedians. He was married three times and had three children. He was also an avid video game player and a philanthropist. Examples of his generosity include funding Comic Relief USA, an annual HBO TV show that helped the homeless (since 1986); in 2010, donating all proceeds to help victims of the Canterbury earthquake in New Zealand; working with the United States to entertain US troops in Iraq and Afghanistan. For years, he also helped Saint Jude's Children's Research Hospital and anonymously paid the medical bills for his close friend, Steve Reeves.

One highlight of his career was winning the Oscar for best actor in 1998 for his performance as a psychologist in *Good Will Hunting*. I believe one of his best performances was in *Awakenings*, which is based on a true story and where he portrays a neurologist treating patients with catatonic behavior. Patients who were in a stupor for years responded to his humane approach. I wish he could wake up now and tell us how to treat both his addiction/bipolar II disorders and his Parkinson's disease. This is a real enigma. As Adrian Brohma said, "Wish he could have stayed with us a while longer."

That dream may become a reality for people similar to his genius in the next ten years as scientific discoveries help us disentangle the mysteries of addiction, depression, suicide, and Parkinson's disease.

Finally, I'd like to illustrate the stigma of drug use with a fascinating fictional character that reflects society's attitude toward cocaine use. Sherlock Holmes was a fictional detective created by Scottish author and physician Sir Arthur Conan Doyle.[70] Holmes used the science of deduction to solve crimes, and he became famous for his astute logical reasoning and use of forensic science to solve difficult cases. Sherlock Holmes first appeared in 1887 and was featured in four novels and fifty-six short stories until 1914. Holmes's friend and biographer, John Watson, narrated all but four stories. His first story was *A Study in Scarlet*.

Doyle has said that the character was inspired by John Bell, a surgeon at the Royal Infirmary of Edinburgh, for whom he worked as a clerk. Sir Henry Littlejohn, chair of medical jurisprudence at the University of Edinburgh Medical School, is also cited as Holmes informant. He produced a link between medical investigation and the detection of crime.

Sherlock Holmes occasionally used addictive drugs, especially when lacking stimulating cases. Was he bored, overstressed, depressed, or self-medicating ADHD? Conan Doyle describes Holmes's cocaine use disorder:

> after he has finished a case that has strained his mind and his nerves, he all too often relapses into a drug-induced stupor—which naturally horrifies the thoroughly bourgeois Watson.

Holmes used cocaine by injecting it in a 7 percent solution and using a syringe kept in Moroccan leather case, according to the early stories. He also occasionally used morphine. These drugs were legal in late nineteenth century England. Both Holmes and Watson were also heavy tobacco users, smoking cigarettes, cigars, and pipes, which was a way of life during that era. As a result, Holmes also became an expert in identifying tobacco-ash residues as he solved crimes.

Watson strongly disagreed with Holmes about using cocaine, describing it as the detective's only vice and expressing concern over its possible effects on Holmes's mental health and superior intellect. In "The Adventures of the Missing Three-Quarter," Watson claims to have weaned Holmes off of drugs. Even so, Holmes's addiction is "not dead, but merely sleeping." In this fictional story, we can see how cocaine use is almost condoned. Could this have contributed to its widespread use? Perhaps, but stigma is still an issue. If Holmes had ADHD, which does not have the same stigma, he may have simply been trying to self-medicate it. Many well-known creative people are said to have had ADHD, including Mozart, Beethoven, Thomas Edison, and John F. Kennedy.[71] In fact, the prevalence of this comorbidity may be more frequent than we think according to a major eight-nation observational study showing that 17.4% of psychiatric outpatients were diagnosed with adult ADHD using *DSM-5* criteria.[72]

A comprehensive treatment plan for adult ADHD should address psychological, biological, and social e.g., educational and occupational) needs. In the case of Sherlock Holmes, this condition should have been diagnosed in childhood, hyperactive or inattentive with oppositional features, which could have been useful later in life as obsessive-compulsive features in his detective work, but it could also have led to depression.

According to David F. Musto, answering the question of why Holmes took cocaine, he explains:

> My mind rebels at stagnation. Give me work, give the most abstruse cryptogram, or the most intricate analysis, and I am in my proper atmosphere. I can dispense with artificial stimulants. But I abhor the dull routine of existence.

> Holmes has his black moods and prolonged periods of boredom from which he sought relief [similar to the boredom and ennui of many contemporary actors]. "He was treated for his occasional melancholia by an accepted regimen of cocaine; that when the side-effects began to

interfere with his functioning, he gave up the drug. He returned to London, resume his career, and reached the pinnacle of his success without further resort to drugs other than tobacco.

If this fictional character were alive in 2015, we could have treated him with Vyvanse or other psychostimulant, and no one would have objected to it. Vyvanse or a subclass, lisdexamphetamine, used to treat ADHD, is a sympathomimetic because it stimulates CNS activity. Lisdexamphetamine was first approved for ADHD in 2007, and for binge-eating disorder on January 31, 2015.[74] In the badly needed new nomenclature for psychotropic drugs, it has four components. On axis 1, the medication's pharmacologic target and mode of action are described. In this case, it is a sympathomimetic for ADHD and also has some antidepressant effects. The implementation of this new nomenclature starts in May 2015 at the APA meeting in Toronto.[75] It will help patients understand the doctor's rationale in choosing a particular medication. Would Vyvanse instead of cocaine have treated both Holmes residual ADHD and depression? That is a million dollar question! My speculation is that if there is no stigma, there is no rejection. In a comprehensive and broad-minded approach to addiction, the clinician should be able to use whatever medication is needed. This can be achieved with proper education. In my clinical experience, the use of sympathomimetics helps patients with ADHD and might prevent them from using cocaine. A recent article concluding that the psychostimulant treatment of cocaine dependence is consistent with the self-medication hypothesis, and deserves further study and research, supports this opinion.[76] More evidence-based studies are needed to verify or refute this important observation.

More than 150 celebrity actors and actresses are listed as current drug addicts! Why so many? The answer likely lies in their excessive responsibility and is enhanced by public curiosity, underlying comorbidity, easy access to drugs, plenty of idle time, and above all, stigma and ignorance!

Key Points

- Cocaine use is an eight-thousand-year-old cultural tradition for the Peruvian and Bolivian Indians. Chewing it in the form of coca leaves may have some positive effects on their mental health.

- Cocaine—and, especially, crack cocaine—can have devastating effects on health and can kill.

- Cases of celebrities with addiction disorders show that tragedy can be transformed into triumph when there is no stigma. Furthermore, their challenging addiction can be changed from self-medication to appropriately prescribed medication that treats medical and psychiatric comorbidities.

- Sherlock Holmes is a fictional character who glamorized the use of cocaine. If he had ADHD, Holmes could have been treated effectively with an approved stimulant.

- Stigma must first be eliminated, and then celebrities and the public can be educated about the many options for treatment and prevention. With proper treatment and perseverance, success can be achieved. Celebrities who succeed in treating their addictions should be widely acknowledged.

VI. Stigma and Opiate Use Disorder

History

Sydenham, known as the English Hippocrates, made laudatory comments about opiates:

> Among the remedies which it has pleased almighty God to give man to relieve his suffering, none is so universal and so efficacious as opium.[14]

But opium also has many detractors, especially people who suffer from "opiumphobia." For whatever reason, there are people who hate these important medications. On the other hand, there are also people who love them, including those with an opioid use disorder. It is difficult not to be biased against such people as we have an opioid epidemic nowadays.

We must remember that opium has been used for thousands of years. In 3500 BC, the Ebers Papyrus refers to its use for the treatment of colic in children, a practice dating back to the ancient civilization of Mesopotamia.[77] Initially opium's use spread to Europe, India, and China. It is also indigenous to what is now Switzerland.

In 1805, morphine and codeine were isolated from opium. Morphine was named after the Greek god of dreams, Morpheus, and used as a cure for opium addiction. It was initially well received because its euphoric effect was ten times greater than an equivalent amount of opium. However, over the years, morphine itself also became addictive.

In the late nineteenth century, heroin was synthesized from morphine. Its name is taken from the adjective *heroisch*, which means "heroic" in German. It was not produced commercially until 1898 by Bayer Pharmaceuticals. In 1897, according to *National Geographic*,[78] German chemist Felix Hoffmann synthesized aspirin in the lab, and two weeks later, he synthesized heroin. Bayer thus produced two of the most famous drugs in the world today.

Heroin was first made by adding two acetyl groups to the morphine molecule, followed a year later by another acetyl derivative of a painkiller. The second natural drug was salicylic acid, and the Bayer derivative was named aspirin.

Heroin is now used to treat morphine addiction, and through the years, its use has resulted in yet another addiction—to heroin. However, history did not completely repeat itself when methadone and buprenorphine were approved. These two excellent medications are used to treat opioid use disorders. But they are not completely free of stigma. While they have been used successfully in addiction medicine, opium continues to cause many problems in this country.

By the end of the nineteenth century, an estimated quarter of a million people (of a population of 76 million) were addicted to opium, morphine, or cocaine. Historical accounts tell us that well-known people such as Wild Bill Hickok and Kit Carson frequented opium dens more often than they went to saloons.[79] Opium's influx into this country in those days was due in large part to Chinese immigrants who brought the drug with them when they came to work on the railroads. At the time, alcoholism was a bigger problem, and opium was promoted as a cure for alcoholism, thus causing a double addiction.

At the turn of the twentieth century, the United States became the first country to experience problems with heroin addiction. We had addictions to opium, morphine, and then heroin. In 1914, President Woodrow Wilson signed the Harrison Narcotic Act, which exploited the federal government's power to tax as a mechanism for collecting money from all medical transactions in opium derivatives and cocaine.[80] During the early 1920s, a number of addicts in New York supported themselves by collecting scrap metal from industrial dumps and earned the derogatory label "junkies."[81] The current fear that many doctors have to prescribing opiates, especially to someone who has an opioid use disorder, is clearly understandable as many patients break the laws in order to support their addiction by diverting the drug, prostituting themselves, and so forth. Adding the governmental control about it.

We are now experiencing the third serious opioid epidemic in US history. The first started during and after the Civil War, and affected mainly women probably because it was used to treat premenstrual pain. With the introduction of the syringe by Alexander Wood of Edinburgh, a new technique for administering morphine was found. Wood found that the effect of morphine on his patients was instantaneous and three times more potent when injected.[82]

The second opioid epidemic occurred during and after the Vietnam War. At that time, there were over 750,000 veterans addicted to heroin, all of whom were recalcitrant to treatment. Their illegal activities aimed at getting their supply of heroin caused the fear mentioned above and very few doctors wanted to treat them.

Now we have the current opioid epidemic. The fear is spreading. I do not think there are any other drugs that have so much stigma. The stigma is so great that doctors were forbidden from prescribing it at the beginning in the twentieth century. Almost ten thousand doctors were prosecuted, and many went to jail. The Harrison Narcotic Act had a deleterious effect, and many doctors suffered because of it, most notably Linder in Spokane, Washington. He fought against the US government in a suit that reversed the government's attempts to suspend his medical license in 1927.[82]

According to US attorney general Eric Holder, deaths due to overdoses of heroin and prescription painkillers are an "urgent public health crisis."[83] From 2006 to 2010, deaths from heroin overdose increased 45 percent. It is important to note that the demographics have also changed from "an inner-city, minority-centered problem to one that has a more widespread geographic distribution, involving primarily white men and women in their late twenties living outside of large urban area."

No other drug produces so much pleasure and provides such effective pain relief. Many of the heroin overdoses are due to the dangerous practice of mixing drugs, which become synergistic, increasing their CNS depressant power. The Vietnam-era epidemic had one good effect in that it led to the introduction of methadone. However, methadone has many restrictions on its use and a great deal of stigma as well. It is available to only about 250,000 patients and only in clinics. Outside those clinics, drug dealing takes place. The clinics are approved by the government for the purpose of treating opioid use disorders only. Many of the patients who seek treatment there also use benzodiazepines (Xanax and Klonopin are rampant). In addition, they often have alcohol use disorders and are unemployed! Methadone has a street value of twenty dollars per twenty milligrams; Xanax has a value starting at ten dollars per milligram and up. Both obviously provide a good financial return to the seller. Remember that these medications are legal in clinics. But they are not legal on the streets, a market we helped create with many restrictions and an exaggerated fear of opioids. In the black market, they are sold without control. The above figures are estimates; actual street values vary from place to place and over time.

Meanwhile, methadone and buprenorphine treatment are required for heroin addiction. Methadone maintenance has been found to be medically safe. However, stigma and bias exist against these programs, largely attributable to the false belief that methadone treatment merely substitutes one drug for another. Gordis[85] cites methadone maintenance as an example of a soundly researched medical program where misinterpretation and biases have had an adverse effect on its implementation. Limited acceptance by doctors because many do not consider addiction to be a legitimate medical disorder is also a problem.

To fight stigma, methadone patients have formed advocacy groups throughout the United States, Europe, and Australia. Evidence-based studies include one from 2002 relating to the possible taper of methadone concluded[86]

> In summary, variables that have shown to correlate with better outcomes in medically supervised tapering and post-tapering abstinence include:

a) Discontinuation of illicit drugs for a minimum of 3 to 6 months prior to tapering.
b) Being employed.
c) Integration into non-drug using peer group.
d) Family stability.
e) Counselor support.
f) Lower dose of methadone.

This approach means many patients need maintenance therapy for an indefinite time.

But another more recent report states. More research is needed to guide safe methadone-prescribing practices."[87] In other words, to find out if it is safe, more research is needed. Current clinical practice demonstrates it is safe if appropriately prescribed.

Pioneering work by two physicians whose work predated the study of the pharmacology of addictions is not well-known. In 1964, Marie Nyswander, a psychiatrist, and her husband, internist Vincent Dole, postulated a new theory of opioid addiction—they believed that neurotransmitters lacking in the brain are replaced so that the brain can function optimally.

> They set the stage for an understanding of neuro-chemistry, opioid receptors and the true bio-psycho-social treatment of psychiatric illness." Conceivably, when the opiate receptors are continuously exposed to exogenous opiates, the natural production of endorphins ("endorphin" term coined by Eric Simon at New York University) might be shut down, and the withdrawal could be due to an endorphin deficiency when the narcotic is removed . . . Long-lasting mood disorders and other protracted abstinence phenomena could possible reflect the endorphin deficiency.[88]

Vincent Dole was given the prestigious Lasker Award for Medicine, sometimes referred to as America's Nobel Prize, for his eye-opening contribution.

Dole and Nyswander stated that the opioid receptor dysfunction is a primary etiologic factor. Is it possible that people with genetic vulnerability to opioid addiction have defects in the genes for the opioid peptides and receptors, similar to what happens with alcohol use disorders? For example, increase in BDNF (brain-derived neurotrophic factor) in the ventral area in rats can cause opiate naive rats to begin displaying opiate-addictive behavior, including withdrawal and drug-seeking behavior.[89] To test their hypothesis, Nyswander and Dole theorized that the control of cravings was key. Two patients were admitted to the hospital of the Rockefeller Institute in 1963. Methadone was chosen because it can be given orally and has a long half-life. Their results were outstanding. The treatment "eliminated the mood swings and allowed patients to function normally." Four additional core heroin addicts were admitted, and the same beneficial effects were reported. These six patients were further studied clinically for the next one and a half years. The question that Dole and Nyswander had posed was "Could a narcotic medication, prescribed by doctors as part of a treatment program, help return of these patients to normal society?" The answer was an absolute *yes*!

Since their initial paper was published in 1965,[90] methadone—and now buprenorphine—studies have been replicated many times. In 2005, an article summarized the panel stressing safety issues: low initial methadone doses, careful titration, and the use of alternate opioids for selected patients. Panelists concluded that the safe use of methadone "requires clinical skills and knowledge to mitigate potential risks, including serious risks related to overdose and cardiac arrythmias." These medications not only diminished the criminal behavior of patients but also prevented them from getting AIDS. Is there any other medication we can use with similar properties?

Buprenorphine is a semisynthetic partial opioid agonist, meaning it has a ceiling dose; the risk of overdosing with respiratory depression by itself is almost nil. Buprenorphine is available in several formulations. However, I am concerned that buprenorphine is available in the United States for the treatment of opioid use disorders under the trade names of Suboxone (approved as a pill in 2002), now on film preparations (it contains naloxone as an opiate blocker to avoid diversion) in 2/0.5-, 4/1-, 8/2-, and 12/3-milligram sublingual form; Subotex (it contains only buprenorphine for patients allergic to naloxone or pregnant patients) and Zubsolv in 1.4/0.36 and 5.7/1.4 milligrams; and Bunavail in 2.1/0.3 milligrams, 4.2/0.7 milligrams, 6.3/1 milligrams.

The other buprenorphine formulations for the treatment of pain are Buprenex as a solution for injection for acute pain in 300 microgram IM/IV and Butrans as transdermal preparations for chronic pain in doses of 5, 10, 15, 20 micrograms per hour in the form of a patch.

Originally buprenorphine tablets were approved by the FDA in October 2002, listed as schedule III. This action was only possible because of the Drug Addiction Treatment Act of 2000, which overturned a series of 1914–1924 Supreme Court rulings stating that opioid maintenance and detoxification treatments were not a form of medical treatment for opioid addiction. In the United States, a special federal waiver is required to prescribe buprenorphine, which can be granted after the completion of an eight-hour course. In addition, there is a restriction that no more than thirty patients can be treated per physician. On December 12, 2006, the US Congress passed additional legislation that increased the number of patients each physician can treat to one hundred. The new law allows physicians with at least one year of clinical experience with buprenorphine to increase the limit to one hundred outpatients.

As Edwin Salsitz stated, the use of buprenorphine has promoted office-based treatments, a major paradigm shift in favor of the medical model.[91] The number of buprenorphine-maintained patients in the United States, now more than three hundred thousand, exceeds the number of methadone-maintained patients. However, it has also been associated with diversion and problems with misuse. He further highlighted the stigma faced by some patients in twelve-step settings, where the message that being in recovery should not involve opioid maintenance. This attitude is unfair and reflects ignorance. Moreover, the recent alleged controversy over buprenorphine maintenance probably has more to do with opiumphobia. This is the way stigma takes shape under the rubric: "Buprenorphine maintenance is controversial" for a minority of patients, but for the *majority* of patients in my experience, it is not! Comparing buprenorphine just with "harm reduction" is wrong, because, for the first time, we have a medication where the risk of overdosing is minimal, and it replaces the lack of endogenous opiates.

After serious past failures in the treatment of opioid use disorders, first with morphine, then with heroin and less with methadone and much less now with buprenorphine, there is hope. It is a partial mu opiate blocker! One article[92] noted that the FDA found reports of 10,804 seizures linked to buprenorphine but other causes of seizures should be ruled out first. If less than thirty-two milligrams is taken, the risk of seizures is close to zero. I think at the end of the above-mentioned article, the author vaguely admits the necessity of buprenorphine maintenance, thus making his article controversial. "long-term maintenance has been essential in helping many of my patients recover from opioid use disorder."

The article cited above gives room for stigma to surface. The buprenorphine film preparation diminishes this risk and also prevents diversion because Suboxone has naloxone, which cannot be used in IV form. If a transdermal form were to be approved, this risk would almost disappear.

There have been important epidemiological shifts in the use of opioids. Around 2000, there was a marked decrease in the use of heroin in the

United States for nearly six years. Then we had an explosion of prescription opioid use, which became an epidemic. According to the Centers for Disease Control and Prevention, from 1998 to 2008, there was a dramatic increase in deaths due to overdose of prescription pain killers that paralleled a 300 percent increase in their sales. In 2013, the National Survey on Drug Use and Health showed that heroin use more than doubled over a five-year period, with 669,000 reporting current heroin use in 2012 compared with 373,000 in 2007. This recent shift can be explained by the fact that heroin is less expensive and easy to acquire, thus becoming the drug of choice and causing overdoses in 2014. Heroin and prescription opioids are now available equally for whites and blacks.[93]

In the article mentioned above, I think the real issue is stigmatization, period. A comprehensive approach discusses fairly the three models I have mentioned and gives us the tools we need to judiciously make a decision for a treatment, which can then be documented in the medical record. If we compare opioid use disorders to any other medical disorder (for example, insulin-dependent diabetes), no one would make an issue. Why do we not see a similarity with patients who suffer from opioid use disorders?

Recent studies also provide evidence that buprenorphine is safe with respect to liver injury.[94]

To answer the question "What should be the first-line treatment for opioid dependence?" I believe three options are available:

Figure 21. Treatment options for opiate use disorders: naltrexone, methadone, buprenorphine.

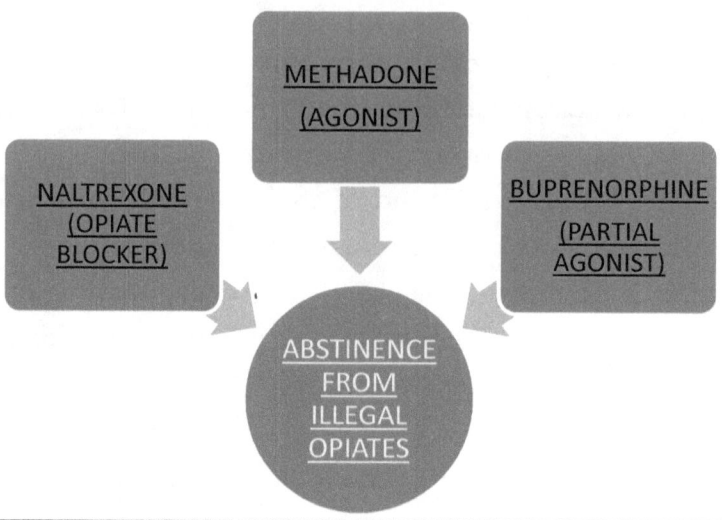

1. *Medication-free treatment.* A twelve-step program. Despite a high relapse rate of 65–85 percent, this should be the first approach. For example, if I could treat a person with just intensive CBT, so much the better. CBT also causes important neurochemical changes in the brain. Bob and Bill W., founders of AA, and many others have used this approach to achieve their goals.

An example of this approach can be seen in the classic 1955 movie, *The Man with the Golden Arm*,[95] starring Frank Sinatra. He was nominated for Best Actor for his performance using the "cold turkey" approach for heroin abstinence syndrome, which he portrayed vividly and dramatically. This movie was one of the first in Hollywood to focus on illicit drug use in the United States.

Once we know how to use it—and more importantly, for whom—we will be on safer ground with this approach. However, we are currently far from even getting close to this goal. Thus, I cannot recommend this treatment for everyone. There is a classic article[96] that showed an almost 50 percent mortality rate after thirty-three years of follow-up of untreated or relapsing patients is what Edwin Salsitz eloquently calls "a medical tragedy."[97]

2. *Antagonist strategies.* Only 15.8 percent of treatment facilities in the US report using naltrexone as an opiate blocker in either oral or injectable form. I received the following response to a recent inquiry I made to *pcssmat@psych.org*[98] on opiate antagonists:

At this time we have no solid data on which "type" of patient might respond best to which type of medication assisted treatment for opioid use disorder so we are relegated to using clinical experience and expertise and patient preference. The naltrexone-induced patient must be able to abstain several days of opioid free status, a minimum of 3 and often times 6–10 days. Patients who do not want to go through several days of withdrawal would clearly not be good candidates for naltrexone. For the patients who are willing to being opioid free and who want antagonist treatment, naltrexone is a reasonable choice.

In meta-analysis studies, oral formulation naltrexone is not more efficacious than placebo for treating a typical opioid use disorder. Exceptions might be made in cases of patients with strong external contingencies to comply, such as impaired professionals and probationers. For most patients who want naltrexone, it makes the most sense to use the long-acting injection. The NIDA (National Institute on Drug Addiction) Trial Network is currently conducting a multisite randomized trial comparing buprenorphine/naltrexone to the long acting naltrexone injection. Thus, in a few years we should have much more comprehensive data on this topic.

In the meantime we have to rely on clinical experience.

According a recent presentation,[99] naltrexone can be used for elderly patients. Let me remind the reader that about 13% of the current US population is sixty-five years of age and older. However the dose should be halved because 2%–4% of these persons are on benzodiazepines and opiates.

3. *Agonist strategies.* Edwin Salsitz[100] humorously titled his talk "Confessions of an Opioid Agonist Provider." He underscored the fact that methadone maintenance reverses neurochemical abnormalities associated with short-acting opioids. But its use in restrictive settings contributes to its stigma. Buprenorphine probably does the same and better. According to Bisaga,[101] the dominant treatment model in the United States—detoxification followed by psychosocial treatment—is highly ineffective and results in 90 percent relapse and increased risk of death. Few patients are receiving medication because most programs offer a single "one size fits all" treatment approach. Comprehensive treatment is needed, with guidelines based on currently available consensus-based scientific evidence, rather than on convenience, tradition, belief system, etc.

For individuals with an opioid use disorder, I believe that the three options described here should be discussed. A specific treatment plan can then be determined. First, patients who are highly motivated and belong in the five to fifteen percent who will not need any medication should rely on a comprehensive biopsychosocial treatment system alone. This approach is the ideal treatment.

Secondly, patients who may have comorbid alcohol use disorder (in this case, we will be killing two birds with one stone) and may have a positive genetic response for naltrexone should receive this medication either orally or IM. (There is the additional lab expense for genetic testing to make this determination that can cost about $200.)

Finally, patients who are good candidates for buprenorphine should be given this medication. Time will determine if they need maintenance or not; the majority of patients need it. In this case, the medication should be tapered gradually and the patient continued indefinitely on a biopsychosocial treatment model. Also buprehorphine-naloxone can be used to treat what is called high-risk chronic pain patients.[102] Since buprenorphines is a partial mu receptor agonist, this property reduces or abolishes the opioid-induced hyperalgesia found with other opioids, consequently it is a very good pain medication. Because of stigma, many addicted patients engage in criminal behavior—such as doctor shopping, selling drugs, or prostituting themselves—to support their addiction. Society—in the form of law enforcement—has a legitimate interest in stopping the diversion of opioids and other drugs, but this action often gets confused with the legitimate treatment of pain or addiction.

Recent developments that could prevent opiate use disorders involve drug manufacturers developing several different technologies that allow for pain management but deter abuse on the basis of their physical properties alone.[103] Acura Pharmaceuticals has developed aversion technology with three different strategies. For example, if the medication is crushed, it turns into chunks that irritate the nasal cavity. When mixed with liquid, it becomes a difficult-to-inject gel. The third strategy is the addition of niacin to an opiate, which causes itching, headache, and chills when too much is ingested.

All these options are being published in the literature, along with the July 9, 2014, release of the president's drug policy blueprint. In contrast to the war on drugs, this new document emphasizes understanding addiction as a brain disease with the illusion that new developments that could prevent opiate use disorders will actively stop addiction from developing. But again, the answer is education and annihilation of stigma. Let us not be sidetracked by other more superficial issues. On September 2, 2014, I was appalled watching on TV some political testimony in Pennsylvania regarding heroin and opiate prescriptions that was pushing for punishment. How is this testimony different from testimonies that were given at the time of the prohibition of alcohol in the 1920s? I thought. Although the disease concept of addiction and that "genetically predisposed individuals" at higher risk to develop addiction were mentioned, what did it have to do with proper treatment and prevention? If I were a drug dealer anticipating the stringent rules against opioid prescription (which castigates the innocent and the guilty), I would concentrate on the production of heroin. That is exactly what is happening now with both heroin and prescription opioids, which are widely available to everyone regardless of race or color. Although some decrease in the prescription of opioids is underway (see below) due to the extensive campaign against them, one needs to see the whole picture here. Otherwise, you can cover a hole here and ten more open up down there! It seems that we have not learned from our mistakes with alcohol, cocaine, and opiates.

I hope this book helps inform our elected officials who write the laws! As President Obama said, "It is time to think and decriminalize our law on drugs." If there were no stigma, all these efforts would not be needed. Perhaps by eliminating drug dealing of marijuana, which is legal in two US states and the countries of Portugal, Switzerland, and Uruguay, we will also help to correct the stigma. Time will tell.

However, treatment should be guided by knowledge of the etiology of the patient's disorder. In the case of methadone and buprenorphine, we are trying to replace the patient's neurochemical deficiency. So we have to apply the hypothesis of addiction as follows.

In addition to the above theory of opioid addiction, recent evidence backs the "gateway hypothesis" in drug addiction. This approach is complementary to "common liability" hypothesis (underlying genetic vulnerability for drug use disorders). Eric Kandel, the Nobel Prize–winning professor of neuroscience and psychiatry at Columbia University, and his wife, Denise Kandel, postulated both hypotheses.[104]

Common factors explain the use of drugs in general, and specific factors will explain why young people use specific drugs and do so in a particular sequence.

Gene expression studies found that nicotine reduced histone deacetylase activity, thus increasing acetylation of the histones H3 and H4 at the FosB promoter in the striatum and creating an environment conductive to FosB expression, which contributes to addictive behavior in mice. This research helps to explain nicotine priming to the use of cocaine.

As an opiate blocker, naloxone has been given in hospitals endovenously, in cases of respiratory dose depression, to reverse overdoses with illicit opiates, oxycodone, hydroxycodone, morphine, heroin and other prescribed opioids, since 1971. The risk of overdose is ameliorated by the existence of naloxone kits as an opiate blocker, which can even be given in intranasal (IN) form, easily distributed among patients with opiate use disorders and their families.

Evzio, a drug produced by Kelo Pharma, is naloxone hydrochloride in an automatic injector or nasal spray, was tested and intended to be given by caregivers, family members, or patients themselves.[105] Intranasal form is not approved by the FDA; however, it is the most frequently form used by the police and first responders and seems to be effective in 83 percent of cases.[106].

Be aware of the legislation that exists in same states offering protection from possession of controlled substances and paraphernalia. For example, protection from civil liability for lay administration exists in twenty states and the District of Columbia. For more information, view the American Medical Association webinar and the website, http://www.naloxoneinfo.org.

Evzio can be injected during the one- to three-hour window while a patient is being transported to a hospital. In communities, this medication is distributed as THE HARM REDUCTION COALITION via and the *Lazarus Project*. Sixty percent of overdoses are due to the patient concomitantly taking antianxiety or antidepressant drugs and alcohol. In other words, the nasal spray or the injectable naloxone can save lives![107]. Like an EpiPen for anaphylaxis, *Evzio* is a handheld auto-injector that delivers a standard intramuscular dose of naloxone.

A unique, implantable form of buprenorphine, Probuphine[108] manufactured by Titan Pharmaceuticals, comes in four eighty-milligram implants and is the slow-release formulation of buprenorphine hydrochloride. Implanted in the subdermis of an upper arm, it lasts six months. However, this form has not been approved by the FDA yet. This medicament is undergoing phase III of its FDA approval process. By the end of 2015, we will know if it is approved or not.

The first treatment program with buprenorphine in the United States was done by Davis McDowell[109] at Columbia University and reported an 88 percent success rate with his patients. His findings are important in our fight against stigma. At this time, evidence-based studies about buprenorphine efficacy are pending.

Buprenorphine was approved by the FDA in 2002. Many experts believe that part of the success of buprenorphine has to do with the fact that there is much less stigma against its use in private offices. The last use of buprenorphine, according Dr. Sullivan (June 9, 2015), that is becoming popular is in–group therapy. An important finding is the members become staggeringly honest with each other.

KEY POINTS

> Opiates are second to none for the treatment of severe pain; they have been used for more than 3,500 years.

> The fear of prescribing opioids to addicted patients is due primarily to the governmental control and its unfortunate historical background of criminal activities associated with opiates.

> The introduction of methadone and buprenorphine represent unique accomplishments in medicine. They also prevent the development of AIDS—something no other drug can claim—and they should be more widely acknowledged.

> Three options exist for the treatment of opioid-addicted patients: total abstinence, opiate blockers, and methadone or buprenorphine. These options should be carefully considered in any patient who requests treatment for an opioid use disorder.

- I favor buprenorphine simply because it is a partial opiate blocker. As such, the risk of overdose when used appropriately as part of a comprehensive treatment plan in the selected patient (more if they have a congenital deficiency of neurotransmitters that the medication reverses) is low, and the success rate very high.

VII. Recommendations

Figure 22. Ignorance and controversial history cause stigma, which should be replaced with evidenced-based medical scientific knowledge.

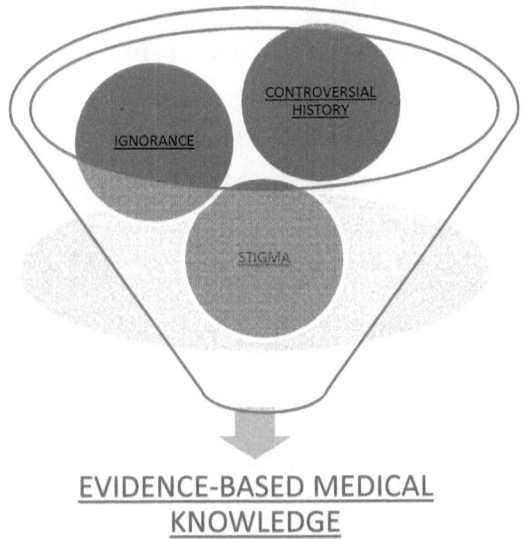

> As an example of successful treatment of substance use disorder, below are the appropriate elements I have found to be most effective for patients with opioid use disorders in 2015.

> The following should be documented in the medical record of any patient with a substance use disorder. First, diagnosis of an opiate use disorder. After treatment planning discussions involving the benefits and risks, the informed consent process, and a

determination of the adequate level of biopsychosocial treatment, along with the frequency of pharmacotherapy visits, the clinical assessment and rationale chosen should also be documented.

- ➢ I will share my humble experience with buprenorphine as an example of appropriate medical treatment for opioid addiction. Working part-time in general and addiction psychiatry, I have seen twenty patients that I started on a buprenorphine maintenance program four years ago. Of those, five patients have dropped out, two have tapered buprenorphine and were transferred to oral naltrexone (one for six months, the other for one year) and were lost at follow-up. Fifteen patients remain active on buprenorphine, and all are clean from their opiate addiction and living healthy and productive lives. They take only buprenorphine, along with biopsychosocial supports, meetings, counselors, and psychiatric care. None of the fifteen patients has relapsed on any other opiates, although a couple of them have used cannabis here and there. Overall, I have had a 75 percent success rate, which is quite good.

- ➢ The key is having the right patient for buprenorphine—someone who is motivated to stay sober and in treatment; is not currently addicted to benzodiazepines, cocaine, or alcohol; has good family supports; and has a job that makes him or her a productive member of society. Thanks to buprenorphine, these patients do not get into serious trouble with the law any longer. Either they do not have any serious medical or psychiatric illnesses, or if they do, they are undergoing effective treatments for those as well. In other words, they have made it!

- ➢ More research and guidelines regarding the treatment of opioid use disorders are needed. For example, the initial observation data of unobserved home buprenorphine induction indicates its feasibility, with low rates of adverse side effects, yet direct, comparative effectiveness data with observed induction are lacking.[110]

➢ These treatments are easier said than done because the stigma is still present. If we remember that there are effective treatments for alcohol, sedatives, and stimulants, we will contribute to their recovery very efficiently. We just need to spread the good news. Then our patients will ask and receive help and not punishment for their disorders.

➢ Let me state that I started with a quote underscoring the importance of human relational solutions and described the importance of medications for the treatment of substance use disorders—both are equally important and complementary.

➢ Humans are not all alike. Some people can use some substances beneficially while others cannot. The secret is to match patients with the right treatments and to give them what is medically appropriate or take away what is medically harmful. One size does not fit all. With the help of pharmacogenetics and epigenetics, we are now able to select which patients will benefit the most from psychotropic medication. It helps to individualize treatment for opiate use disorders as well. Which patients will respond best to naltrexone, methadone, or buprenorphine? These medications are our next challenge.

➢ I would like to warn the reader, however, that advances here are not so simple. Current APA president, Paul Summergrad interviewed Helen S. Mayberg,[111] a distinguished neuroscientist and neurologist, who believes that if the problem of understanding and treating mental illnesses were easy, we would have cured them before now. Our understanding of genetics, nature, and nurture over the last twenty to thirty years has become more complex. Thus, the statement below must be taken with a grain of salt. But I am an optimist. I believe the future will be bright.

- In the not-too-distant future and despite the fact that only five years ago, researchers found genetic evidence for schizophrenia's *nature*.[112] As a result, prevention and treatment can be used as part of the biopsychosocial model.

- However with all the changes we are making, I should question if we are going in the right direction? Let me make the reader aware that because of the campaign against the overprescription of opioids, a recent article mentions that "many physicians are still apparently not prescribing them on the basis of our current state of knowledge regarding the best practices for doing so."[113] From 2009 to 2013, we have what could be good news: a 9.2% decrease in the number of patients filling prescriptions for opioids. However the Express Scripts Study mentioned in this article shows that for patients taking opioids for more than thirty days, the use of codeine, OxyContin (long-acting oxycodone), and fentanyl diminished approximately 14% for each drug. In the same group of patients, short-acting oxycodone products increased more than 7%, and prescriptions for tramadol (Ultram) increased more than 32%. Let us remember that tramadol is a schedule III medication, a weak μ-opioid receptor agonist combined with a weak SNRI (serotonin-norepinephrine reuptake inhibitors). Not the best medication to prescribe. However for fear of drawing attention from regulatory authorities this can be explained.

➢ I hope readers understand that the elimination of stigma and treating patient's addiction and any other comorbidity as a medical illness means so much to the care of patients and to society as a whole. This goal is being materialized thanks to the classification of mental disorders and the publication of the *DSM-5*.

➢ If we can achieve this goal, many people would have ten to twenty more years of productive and positive life, a great gift for which the entire society can be grateful!.

I would like to finish this book making two points.

➢ First, changing from stigma to scientific and updated medical knowledge. According the Mayo clinic, breaking stigma requires the following:

1.- Addressing the social apathy toward treatment of substance use disorders
2.- Addressing the lack of education about it.
3.- Addressing the lack of adecuate treatment resources.

➢ In this book among many, I have chosen only three substance use disorders—alcohol, cocaine, and opiates—because they are the most important. Many substances are used to self-medicate underlying psychiatric comorbidities. I will digress with cannabis, which is now legal in several locations. This substance—or the lack of it (due to presence of endogenous cannabinoids)—promises a lot, from curing pediatric epilepsy to lung cancer. What role does it play in today's medicine? Research will tell us. In the meantime, patients who use it, if they need treatment, should never be punished but treated. This is possible only if we erase the stigma against addiction. Then we will be able to answer the important question that Charles O'Brien (115) has put to us: in treating alcohol use disorders, why not use evidence-based treatment?

- ➢ Second: attitude change. We can treat or prevent addiction with approved treatment modalities or medications. The sine qua non to achieve this goal is to change our attitude toward patients who may have a substance use disorder. Having a positive attitude toward them—displaying qualities such as empathy, understanding, and support—will help change their brain's production of healthy and healing neurotransmitters. As Renee Binder, (116) president elect of the APA states 'We need courageous people [like Nora Volkov], spokespersons who are willing to come forward and talk about mental health issues that they or their families are experiencing' . . . and she continues "If we are successful in addressing stigma, and we must be . . . and encourage people with mental health problems to seek the help they need without fears of judgment or harmful repercussions." The research of other possible addictions such as cannabis and the Internet could illuminate the field of addiction where so much light versus darkness is needed. As such, this book cover conveys this message of a very badly needed *Goddess of Dawn*.

References

(1) Jesse Ernspack, "Northern Lights: 8 Dazzling Facts About Auroras," October 27, 2014.

(2) "Who Discovered DNA?" Explorable.com, retrieved November 2014, https://explorable.com/who-discovered-dna.

(3) *Guia de consulta de los criterios diagnosticos del DSM-5-TM* (American Psychiatric Publishing, 2014).

(4) *Webster's Third International Dictionary* (Merrian-Webster Incorporated, 1993).

(5) Paul J. Fink, "The Enigma of Stigma and Its Relation to Psychiatric Education," *Psychiatric Annals*, vol. 13 (9), September 1983, 669–690.

(6) *Clean and Sober Daily News*, Spring 1989 (Haverford Community Hospital's Addiction Treatment Services).

(7) "Flight (2012 Film)," Wikipedia, the Free Encyclopedia.

(8) Cesar Fabiani, *Liberation from Addiction* (Xlibris Corporation, June 8, 2013).

(9) "Decreased Prefrontal Cortical Dopamine Transmission in Alcoholism," *American Journal of Psychiatry* 171:8, August 2014.

(10) R. F. Anton et al., "An Evaluation of μ-Opioid Receptor (OPRM1) as a Predictor of Naltrexone Response in the Treatment of Alcohol Dependence," *Archives of General Psychiatry*, vol. 65 (no. 2) February 2008.

(11) J. Olds and P. Milner, "Positive Reinforcement Produced by Electrical Stimulation of Septal Area and Other Regions of Rat Brain," *Journal of Comprehensive and Physiological Psychology*, 47 (1954), 419–427.

(12) "Carl Linnaeus," Wikipedia, the Free Encyclopedia, September 20, 2013, https://en.wikipedia.org/wiki/Carl_Linnaeus.

(13) G. Low, "Thomas Sydenham: The English Hippocrates," *The Australian and New Zealand Journal of Surgery* 69, no. 4 (1999): 258–262. doi: 1046/J.1440-1622.1999.

(14) Glyn B. Steventon and Steve C. Mitchell, *Molecules of Death* (Imperial College Press, December 30, 2007), p. 97, retrieved June 19, 2012, http://books.google.com/books?id=FvgNPKxb431C&pg=PA97.

(15) "Philippe Pinel," Wikipedia, the Free Encyclopedia, accessed on June 17, 2014, http://m.wikipedia.org/wiki/Philippe Pinel.

(16) Donald L. Gerald, "Chiarugi and Pinel Considered: Soul's Brain/Person's Mind," *Journal of the History of the Behavioral Sciences* 33, no. 4 (1997): 381. doi:10.1002/ (SICI) 1520-6696(199723)33:4<381:AID-JBS3.3.0CO;2-S.

(17) Cesar Fabiani, *Humanity and Byberry Hospital* (2009).

(18) "Emil Kraepelin," Wikipedia, the Free Encyclopedia, accessed on October 26, 2014, http://en.wikipedia.org/wiki/Emil Kraepelin.

(19) "Benjamin Rush," Wikipedia, the Free Encyclopedia, accessed on October 27, 2014, http://en.wikipedia.org/wiki/Benjamin Rush.

(20) Benjamin Rush, *Medical Inquires and Observations Upon Diseases of the Mind*, 4th ed. (Philadelphia: John Grigg, 1830).

(21) Benjamin Rush, *Inquiry into the Effects of Ardent Spirits upon the Human Body and Mind* (Philadelphia: College of Physicians, 1795).

(22) "DSM: History of the Manual," Psychiatry.org, retrieved December 10, 2014, http://www.psychiatry.org/practice/dsm/dsm-history-of-the-manual.

(23) *Diagnostic and Statistical Manual of Mental Disorders* (American Psychiatric Association, 1952).

(24) *Diagnostic and Statistical Manual of Mental Disorders (DSM-II)*, 2nd ed. (American Psychiatric Association, 1968).

(25) *Diagnostic and Statistical Manual of Mental Disorders (DSM-III)*, 3rd rev. ed. (American Psychiatric Association, 1987).

(26) *Diagnostic and Statistical Manual of Mental Disorders (DSM-IV)*, 4th rev. ed. (American Psychiatric Association, 2000).

(27) *Diagnostic and Statistical Manual of Mental Disorders (DSM-5)*, 5th ed. (Arlington, Virginia: American Psychiatric Association, 2013).

(28) Laura Roberts. "Department Chairs in Transition DSM-5." *Psychiatric News* (2014).

(29) *Understanding Mental Disorders: Your Guide to DSM-5*, (American Psychiatric Publishing).

(30) Cesar Fabiani. *From Coca Chewing to Cocaine Smoking*, (March 15, 1991), 101–110. RESIDENT and STAFF PHYSICIAN.

(31) Lingjun Zuo et al. "Genome-Wide Association Discoveries of Alcohol Dependence," *The American Journal of Addiction* 23 (2014), 526–539.

(32) "Genetic Analysis Identifies Possible Acamprosate Biomarker," *Clinical and Research News* (December 19, 2014).

(33) Alexander Otto, "Addiction Medicine," Clinical Psychiatric News Digital Network (December 4, 2014).

(34) "Ernest Hemingway," Wikipedia, the Free Encyclopedia, accessed on December 10, 2014, http://en.wikipedia.org/wiki/Ernest Hemingway.

(35) U. Lewitzka and M. Bauer, "What Role Does(Should) Lithium Play in Suicide Treatment/Prevention?" *Psychiatric Times* (December 2014).

(36) "Eugene O'Neill—Long Day's Journey into Night," http://www.exampleessays.com/viewpaper/75550.htim accessed on July/17/2012.

(37) "Lithium (Medical)," Wikipedia the Free Encyclopedia, last modified December 24, 2014.

(38) J. W. Jefferson and J. H. Greist, *Premier of Lithium Therapy* (Baltimore, Maryland: Williams & Wilkins, 1977).

(39) "Stress-Response Gene Points to Potential Biomarker to Identify Increased Suicidal Risk," *Psychiatric News*, vol. 49, no. 16 (August 15, 2014).

(40) M. Oquendo et al., "Toward a Biosignature for Suicide," *American Journal of Psychiatry* 171:12 (December 2014).

(41) "Does Ketamine Hold Promise in Mitigating Suicidal Risk?" *Psychiatric Times*, vol. XXXII, no. 3, (March 2015).

(42) Ernest Hemingway, "The Snows of Kilimanjaro," *The First Forty-Nine Stories*, 54–82 (Franklin Center, Pennsylvania: The Franklin Library, 1977).

(43) Kaplan and Sadock, "Disulfiram and Acamprosate," *Synopsis of Psychiatry*, 11th ed. (Wolters Kluwer, 2015) 967–969.

(44) I. M. Shalloum et al., "Efficacy of Valproate Maintenance in Patients with Bipolar Disorder and Alcoholism: A Double-Blind Placebo Controlled Study," 20005; 62:37-45. *Archives of General Psychiatry*.

(45) "Disulfiram," Wikipedia, the Free Encyclopedia, November 19, 2014, http://en.wikipedia.org/wiki/Disulfiram.

(46) C. H. Jorgensen et al., "The Efficacy of Disulfiram for the Treatment of Alcohol Use Disorder. 35:1749; 2011. *Alcoholism: Clinical and Experimental Research*

(47) "Naltrexone or Specialized Alcohol Counseling and Effective Treatment for Alcohol Dependence When Delivered with Medical Management" (National Institute of Health, May 2, 2006).

(48) "Pharmacological Management of Addiction," *Psychiatry* 5, vol. 44 (March 7, 2015). Audio-digest.

(49) Mary Ann Moon, "Acamprosate, Naltrexone Equal for Alcohol Misuse," Clinical Psychiatry News.com 42, no. 10 (October 2014), 25.

(50) COMBINE Study Research Group, "Effect of Combined Pharmacotherapies and Behavioral interventions for Alcohol Dependence," Journal of the American Medical Association, vol. 295, no. 17 (May 2, 2006), 2003–2017.

(51) "Vivitrol: A Shot in the Dark," The Fix.com, May 2013.

(52) E. Gordis, "From Science to Social Policy: An Uncertain Road," Journal of Studies on Alcohol and Drugs 52, no. 2 (1991), 101–109.

(53) "A.A. History—The American Weekly Article on Dr. Bob, 1951," Barefootsworld.net, http://www.barefootsworld.net/amweeklydrbob, accessed in 1951.html.

(54) D. J. Hufford, "The Clinical Value of Extraordinary Spiritual Experiences," *Audio-Digest* 20, vol. 43 (October 21, 2014).

(55) E. P. Nace, "The History of Alcoholics Anonymous and the Experience of Patients," *Textbook of Substance Abuse Treatment*, 4th ed., 499–509 (American Psychiatric Publishing, Inc., 2008).

(56) Dillehay et al., "Early Halocene Coca Chewing in Northern Peru," *Antiquity* 84, no. 326 (2010), 939–953

(57) A. Niemann, *Ueber eine neue organische base in den coca blattern* (Gottingen, 1860).

(58) C. Koller, "Historical Notes on the Beginnings of Local Anesthesia," *Journal of the American Medical Association* 90, no. 211928, pp.1742-1743.

(59) Sigmund Freud, *"Über coca,"* Secundaratz im K.K. Allgemeinen. Krankehause in Wien. Centralblatt fur die ges. Therapie. 2, 298–314 (July, 1884).(title not name of publisher)

(60) A. Diaz Villamil, "La leyenda de la coca," *Las mejores leyendas y tradiciones de Bolivia* (Antonio Paredes, 1948).

(61) "Whitney Houston," Wikipedia, the Free Encyclopedia, accessed on August 25, 2014, https://en.wikipedia.org/ wiki/Whitney_Houston.

(62) Autopsy:*The Last Hours of Whitney Houston*. Reelz TV. Accessed in October, 2014.

(63) "Whitney Houston," *Hollywood Scandals*, aired on November 26, 2014 (Reelz TV), television program.

(64) "15 Famous Celebrities Addiction and Why They Died." Project Know. Understanding Addiction. Phone number 800-928-9139.

(65) Rayne Haines, "Celebrity Addiction," Huffpost Celebrity, accessed on November 20, 2014., http://www.huffingtonpost.com/reyne-haines/celebrity-addiction_b_4158030.html.

(66) "Elvis Presley," Wikipedia, the Free Encyclopedia, accessed on November 30, 2014, https://en.wikipedia.org/wiki/Elvis_Presley.

(67) "Elvis Presley," *Celebrity Legacies*, aired on December 10, 2014 (Reelz TV).

(68) "Robert Downey Jr." *Hollywood Scandals*, aired on December 17, 2014 (Reelz TV).

(69) Robin Williams. TRAGIC DEATH. August 25, 2014. STAR.

(70) Notes from the editors of *The Best of Sherlock Holmes* by Sir Arthur Conan Doyle (Franklin Mint Corporation, 1977), 10.

(71) Katherine West, "26 Positive Things about ADD and 46 Famous People with ADD," Lessontutor.com, September 23, 2014.

(72) "Screen for ADHD in Nonpsychotic Adults," *Clinical Psychiatric News* 42, no. 11, November 2014.

(73) D. Musto, "A Study on Cocaine" in *Cocaine Papers* by Sigmund Freud, edited by Robert Byck (New American Library, 1974), 357-370.

(74) Elizabeth Mechcatie, "CNS Stimulant Is First Drug Approved for Binge-Eating Disorder," Clinical Psychiatry News Digital Network, January 31, 2015.

(75) "Science-Based Nomenclature Launched for Psychotropics," *Clinical Psychiatric News*, vol. 42 no. 11, November 2014.

(76) J. J. Mariani et al., "The Self-Medication Hypothesis and Psychostimulanbt Treatment of Cocaine Dependence: An Update," *The American Journal on Addictions* 23: 189193, 2014.

(77) "Frontline: The Opium Kings, Opium Through History," FRONTLINE/PBS.org, http://www.pbs.org/wgbh/pages/fromtline/shows/heroin/etc/history.html.11/14/2014.

(78) The First Issue. January, 2015. National Geographic.

(79) "Heroin: A Hundred-Year Habit History Today," November 14, 2014, http://www.historytoday.com/Ian Scott/heroin-hundred-year-habit.

(80) "Harrison Narcotic Tax Act, December 17th, 1914," Wikipedia, the Free Encyclopedia. Accessed on October 13, 2014.

(81) Ian Scott, "Heroin: A Hundred-Year Habit," *History Today* vol. 48, no. 6 (June 1998).

(82) Wood Alexander Hypodermic Syringe 1853. Wikipedia. Accessed on December 31, 2014.

(83) Rufus B. King "The Narcotics Bureau and the Harrison Act: Jailing the Healers and the Sick," *Yale Law Journal* (1953), 784–7.

(84) "EricHolder," Wikipedia, the Free Encyclopedia, accessed on April 7, 2015. US attorney general.

(85) E. Gordis, Addiction Treatment Forum, ed. Stewart B. Leavitt (Cinco Community, Inc., 2002). PO Box 685, Mundelin, Illinois 60060.

(86) Roger Chou et al., *Methadone Safety: A Clinical Practice Guideline* (from the American Pain Society and College on Problems of Drug Dependence in collaboration with the Heart Rhythm Society) Doi:10.1016/ jpain 2014.01.496.

(87) New Methadone Safety Guidelines Published for Opiod Addiction and Chronic Pain Management. Retrieved http://www.jpain.org/article/S1526-5900(2014)0052-7/fulltext.

(88) Joyce H. Lowinson, "Methadone Maintenance in Perspective," *Substance Abuse: Clinical Problems and Perspectives*, eds., J. H. Lowinson, P. Ruiz (William & Wilkins, 1981), 344–354.

(89) H. Vargas-Perez et al., "Ventral Tegmental Area BDNF Induces an Opiate-Dependence-Like Reward State in Naïve Rats," *Science* 324 (5935): 1732: 34. (2009) (71), vol. 30, no. 2 (Summer 2014) AAAP. The Official Newsletter of the American Academy of Addiction Psychiatry.

(90) V. P. Doyle and M. N. Nyswander, "A Medical Treatment for Diacetylmorphine (Heroin) Addiction," *Journal of the American Medical Association* 1193 (1965), 646–650.

(91) E. Salsitz, "Agonists Strategies," *American Academy of Addiction Psychiatry*, vol. 30, no. 2 (Summer 2014), 15.

(92) Sayeh Beheshti, "Practice Perspectives: Controversies of Using Buprenorphine for Maintenance in Opiod Dependence," *Psychiatric Times* (November 2014), 58–62.

(93) "Unintentional Drug Poisoning in the United States," National Center for Injury Prevention and Control, Centers for Disease Control and Prevention (CDC), July 2010. Available at http://www.cdc.gov/HomeandRecreaationalSafety/pdf/poison-issue-brief.pdf.Wikipedia.Accesed April 4th, 2015.

(94) Michael Soyka et al., "Buprenorphine-Naltrexone Treatment in Opiod Dependence and Risk of Liver Enzyme Elevation: Results from a 12 Month Observational Study," *The American Journal on Addictions*, 23 (2014), 563–569.

(95) "The Man with the Golden Arm," Wikipedia, the Free Encyclopedia, November 14, 2014, https://en.wikipedia.org/wiki/The_Man_with_the_Golden_Arm.

(96) Y. I. Hser, V. Hoffman, C. E. Grelia, et al., "A 33-Year Follow-Up of Narcotic Addicts," *Archives of General Psychiatry* 58 (2001), 503–508.

(97) E. Salsitz, "Opioid Agonist Therapy: The Duration Dilemma" (PCSS-MAT webinar, March 10, 2015).

(98) Andrew Saxon, e-mail message to author, November 18, 2014.

(99) D. Oslin, "Medication Misuse and Addiction in the Elderly" (PCSS webinar, February 10, 2015).

(100) E. Salsitz, "Opioid Agonist Therapy: To Maintain or Not to Maintain" (PCSS webinar, April 14, 2015), case discussion.

(101) A. Bisaga, "Is Engaging the Receptor Necessary for Treating the Patient?" *American Academy of Addiction Psychiatry*, vol. 30, no. 2 (Summer 2014), 15.

(102) "The Road Less Traveled: Using Buprenorphine-Naloxone to Treat High-Risk Chronic Pain Patients" (PCSS webinar, April 29, 2015).

(103) "Roadblocks to Opiate Abuse," *Psychiatric Times,* vol. 31, no. 9 (September 2014).

(104) "Evidence Backs Gateway Hypothesis in Drug Addiction," (November 2014) CLINICAL PSYCHIATRIC NEWS. PSYCHIATRIC NEWS..

(105) Evzio.com/pdfs/Evzio%20PI.PDF/ retrieved 4, 2014.

(106) "Naloxone Is Key in Fight Against Overdose Deaths," Opinion 15, Clinicalpsychiatricnews.com, December 2014.

(107) "Consider Naloxone's Pros and Cons, Specialists Say," *Clinical Psychiatric News,* vol. 43, no. 2 (February 2015).

(108) P. Levounis, "Drug Use Trends and Medications to Treat Opiod Dependence," *Psychiatric News Update* (December 3, 2014).

(109) Matthew Dougherty, "Buprenorphine: New Medication to Treat Substance Abuse," http://www.cumc.columbia.edu/news/journal/-0/fall-2004/ca.html.

(110) "Treatment Options for Opiod Use Disorders: A Role for Agonists vs Antagonists" (PCSS MAT18 webinar, January 13, 2015).

(111) "Summergrad P., Kennedy Meet for Special Conversation," *Psychiatric* News, vol. 50, no. 4 (February 20, 2015).

(112) "Genetics and Schizophrenia," *Clinical Psychiatric News* (February 2, 2015).

(113) Steven A. King, "Prescribing Opiods Analgesics: Are We Going in the Right Direction?" *Psychiatric Times*, vol. 32, no. 4 (April 2015).

(114) G. Koob, "How Science Can Inform the Diagnosis, Prevention, and Treatment of Alcohol Use Disorders" (presented at the 168th annual meeting of the American Psychiatric Association, Toronto, Canada, May 16–20, 2015.

(115) C. O'Brien, "In Treating Alcohol Use Disorders, Why Not Use Evidence-Based Treatment?" *American Journal of Psychiatry* 172:4 (April 2015), 93.

(116) R. Binder, "Stigma: 'I Need to Tell You Something I've Never Spoken to You About,'" Psychnews.org, July 3, 2015.

Acknowledgments

Without the inspiration and financial support offered by my good friend Gulamnabi Vahora, MD, this book would not have been written.

I also want to thank Susan Gay and my good friend and high school classmate Engineer Ovidio Roca Avila for their invaluable help in editing the English and Spanish versions of the manuscript, respectively.

Finally, my appreciation to the Pan American Behavioral Health Clinic for their support. Lastly, my sincere appreciation for the art work on the cover "Goddness of Dawn" to the artist Alberto Becerra.

Index

A

AA (Alcoholics Anonymous), 51, 56–60, 90, 109
acamprosate, 8, 43, 49, 52–53, 55, 60, 109
addiction, v, 1–9, 22, 29, 34–35, 37, 39–41, 57, 60, 64, 66–68, 70–73, 75, 78–79, 81–82, 84–85, 93–95, 104–5, 107, 109, 111–13
  alcohol, 29, 49, 53, 56–57
  as chronic brain disorder, 6–7, 9
  cocaine, 4, 62
  heroin, 82, 84
  opioid, 85–87, 95, 100
  severity degrees, 39
addiction disorders, 2–3, 9, 35–36, 67, 69, 79
alcohol, 2, 4, 22, 29, 32, 42, 47–48, 50–53, 56, 59–60, 63, 65, 70, 72–73, 94, 96, 100–101, 103, 109
alcoholism, 6, 22, 28–29, 43, 54, 82, 105, 108
APA (American Psychiatric Association), 3, 21, 25–29, 36, 47, 107, 114
axes, 29–30, 78

B

Barrymore, Drew, 72
Batki, S., 43–44
Bayer Pharmaceuticals, 81
biopsychosocial model, 9, 60, 102
Bolivian coca legend, 63
buprenorphine, 6, 8, 22, 41, 81, 86–93, 95–98, 100–101, 113
buprenorphine maintenance, 2, 88

C

cannabis, 103
CBT (cognitive behavior therapy), 6, 90
celebrities, 8, 64, 66–69, 71–73, 79
classification, 8, 10–15, 18–20, 23–26, 29–30, 34, 36, 103
coca-ethylene, 63, 65
cocaine, 4, 7, 61–65, 70, 73, 76–79, 81–82, 94–95, 100, 103, 110–11
  crack, 62–67, 79
coca leaves, 61–64, 79, 109
compulsion, 4, 9, 38
consequences, negative, 4–5, 9
control, loss of, 4, 9, 22, 38, 68

117

craving, 4, 9, 38, 40, 57, 86
Cs of addiction, 4, 9, 38

D

depression, 50, 62, 69, 73, 75, 77–78
diagnosis, 20, 25, 28–30, 35–36, 38, 40–41, 68, 73, 99, 114
diagnostic criteria, 29–30
disulfiram, 8, 49–52, 55, 60, 108
disulfiram-alcohol reaction, 50–51
Dole, Vincent, 85–86
Downey, Indio, 70, 72
Downey, Robert, Jr., 69–72
Drug Addiction Treatment Act, 87
drugs, 1–2, 51–56, 60, 65, 67, 69–70, 72, 76–79, 81–84, 89, 93–97, 102, 109
DSMs (*Diagnostic Statistical Manuals*), 23, 25, 28, 106
  DSM-I, 20, 27–28, 41
  DSM-II, 27–28, 107
  DSM-III, 29, 107
  DSM-IV, 30–31, 107
  DSM-5, 2, 4, 9–10, 12, 15, 20, 23, 33–40, 73, 103, 107

E

ECT (electroconvulsive therapy), 46
enslavement, 4, 34–35
Evzio, 96

F

fear, 3, 46, 82–84, 97, 102, 104
Flight (2012 film), 4, 105

G

genetic markers, 43
Gibson, Mel, 70–71
GWAS (genome-wide association studies), 43

H

Harrison Narcotic Act, 82, 83
Hemingway, Ernest, 44–49, 60, 107–8
heroin, 70, 81–83, 88–89, 94–95, 111–12
  overdoses, 83
Holmes, Sherlock, 75–79
Hospice de la Salpêtrière, 15
Houston, Whitney, 64–67, 69, 110

I

ICD-6, 26
ignorance, 3, 9, 79, 88, 99

J

Jung, Carl, 58

K

Koller, Karl, 61, 109
Kraepelin, Emil, 18–20, 24, 106

L

Linnaean taxonomy, 11
Linnaeus, Carl, 10–12, 24, 106
lisdexamphetamine, 78
lithium, 46–47

M

medications, 1, 7–8, 43–44, 49–50, 54–56, 60, 78, 83, 86, 88, 91–93, 96, 101, 104, 113
mental disorders, 2, 10, 12, 15–16, 19–21, 23–30, 34–36, 49, 103, 107
methadone, 6, 8, 22, 32, 41, 81, 83–84, 86, 88, 90, 95, 97, 101
methadone maintenance, 84
modern psychiatry, father of, 15, 18, 24
monument, 57
morphine, 76, 80–82, 88, 95

N

NA (Narcotics Anonymous), 1, 5–6
naloxone, 53, 87–88, 95–96, 113
naltrexone, 6–8, 41, 43–44, 49, 53–55, 60, 90–93, 101, 105, 108
neural circuits, 37, 73
nomenclature, 11, 26–29
NOS (Not Otherwise Specified) category, 29–32
Nyswander, Marie, 85–86, 112

O

Olds (researcher), 8, 106
opiate blocker, 87, 90–91, 95, 97
opiates, 8, 40, 53, 55–56, 80, 82, 86, 90, 92–94, 97, 100, 103
opioid maintenance, 87, 88
opioids, 68, 84, 86, 88, 91, 93–94, 97, 102
opium, 14, 80–82, 111
overdoses, 3, 65, 86, 88–89, 95–96, 98
Oxford Group, 58–59

P

paco, 62–63
patients
   addicted, 1, 3, 8, 93, 97
   naltrexone-induced, 91
   opioid-addicted, 97
Pinel, Philippe, 15–18, 22, 24, 106
placebo, 52, 54, 91
pleasure centers, 2, 5–6, 8
Presley, Elvis, 67–69, 110
prevention, 1, 7, 49, 79, 89, 94, 102, 107, 112, 114
   primary, 7, 44
   secondary, 7
   tertiary, 8–9, 44
Pussin, Jean-Baptiste, 15, 17

R

receptors, 43, 52, 86
   GABA (gamma-aminobutyric acid), 52
   NMDA (N-methyl-D-aspartate), 43, 52
Rush, Benjamin, 21–23, 26, 106

S

Salsitz, Edwin, 87, 91–92
seizures, 88
self-medication, 1–2, 65, 69, 77, 79, 103
Smith, Robert (Bob) Holbrook, 56–57, 59–60, 71, 90, 109

stigma, i, iii, 1–3, 5–9, 11, 13, 15, 17, 19–21, 23, 27, 29, 31, 33, 35–37, 39, 41, 43–45, 47, 49, 51, 53, 55, 57, 59–60, 63, 65, 67, 69, 71–73, 75, 77–79, 81, 83–85, 87–89, 91–95, 97, 99, 101, 103–5, 107, 109, 111, 113–14

Sydenham, Thomas, 12–14, 24, 80, 106

T

Thatcher, Edwin (Ebby T.), 59
tolerance, 38–40, 52
topiramate, 43, 50, 54
tramadol, 102

V

valproic acid, 50, 54
Vyvanse. *See* lisdexamphetamine

W

Watson, John, 76
Williams, Robin, 48, 67, 73–74, 110
Wilson, Bill, 56–57, 59–60, 71, 90
withdrawal, 29, 31, 39–40, 85, 91

X

Xanax, 65, 83

Summary

Substance use disorder is a legitimate medical disorder with its locus in the pleasure centers of the brain. People who have addictions frequently also have medical and psychiatric comorbidities that complicate their addictions. With perseverance, all of these challenging disorders can be prevented and treated. Prevention can be classified as primary, secondary, and tertiary. The sine qua non of treatment and prevention is the biopsychosocial model. Classification is crucial in science. As an example, the *DSM-5* publication has been an important scientific achievement. In it, "Substance- Related and Addictive Disorders" can be diagnosed using the four *C*s: *craving*, *control* (loss of), *compulsion*, and use despite negative *consequences*.

Thanks to pharmacogenetics and epigenetics in the future, the high risk for different addictions can be clarified. Tragic cases of celebrities can be changed, and their triumphs celebrated instead of their deaths mourned from substance use disorders. Examples of tragic cases in the past are Ernest Hemingway, whose family also suffered five suicides (including Hemingway himself), and Eugene O'Neill with three suicides in his family. On the other hand, Bob and Bill W., Betty Ford, and Robert Downey Jr. and Drew Barrymore all succeeded in their fights against addiction. As far as I know, Hemingway and O'Neil were never told they had an "alcohol use disorder" and were never referred to AA. Although it is speculation, if both authors and their families were treated with lithium (used for mania first in Australia in 1949 and approved for the treatment of mood disorders in the United States in 1972) or, in the future, ketamine, their suicides could have been prevented. Bob Smith and Bill Watson, who experienced a spiritual transformation experience, were able to abstain from alcohol for the rest of their lives.

Evidence-based studies can be used along with FDA-approved addiction medication as part of the biopsychosocial model. For alcohol use disorders, three medications are recommended: disulfiram, acamprosate, and naltrexone. The key is determining which medication is indicated for a specific patient. For cocaine and stimulant use disorders, FDA-approved medications for the treatment of ADHD are an alternative for patients trying to self-medicate with cocaine. For opiate use disorders, three other medications are also FDA-approved: naltrexone, methadone and buprenorphine. I favor buprenorphine due to the fact that is a partial mu blocker (the mu receptor is the most important analgesic opiate receptor)—the risk of respiratory depression in cases of overdosing is low, and the success rate is high. Buprenorphine can be paired with naloxone, which is an opiate blocker, to prevent the illegal distribution. Kits with naloxone, Evzio (brand name of naloxone 0.4-milligram auto-injector), are being distributed to patients and family members, making it a life-saving medication similar to EpiPen for the treatment of anaphylactic shock. In order to diminish the risk of diversion, many deterrent techniques are being developed by manufactures of opiates. All these precautions will be almost superfluous if an implantable version of buprenorphine becomes available. Effective and updated medical education is the best antidote against stigma. Above all, all patients with substance use disorders should be treated with respect and humane care.

ADICCION;
EL ENIGMA DEL ESTIGMA

"En mi experiencia personal, entre los pacientes con adicciones, aquellos que forjan relaciones humanas durables son las personas más maduras y admirables que conozco".

Edward J. Khatzian

CONTENTS

I. Introducción 129

II. Historia De La Clasificacion Cientifica 144

III. Evidencia Clínica. El Dsm-5 161

IV. El Estigma Y Los Trastornos Causados Por
El Consumo De Alcohol 172

V. Estigma Y Los Trastornos Por El Consumo
De Estimulantes (Cocaína) 190

VI. El Estigma Y Los Trastornos Por El Consumo De Opiáceos 206

VII. Recomendaciones 226

Sumario 233

About the Book 237

I. Introducción

El mejor antídoto contra el estigma es la actualización de los conocimientos médicos basados en evidencia científica.

Los individuos que sufren de adicciones son generalmente vistos como parias. Las personas que no entienden la adicción como una enfermedad médica, tienen conceptos nihilistas y negativos de la adicción y piensan que no hay ningún tratamiento efectivo para ella. Creen que cualquier esfuerzo que se haga por tratarla será en vano, una pérdida de tiempo, porque las personas adictas tarde o temprano regresarán a su adicción. Por lo general l quienes así piensan asumen que todos los que sufren de adicción son manipuladores, que casi siempre "falsifican la verdad" y que las personas adictas solo tienen un objetivo: conseguir su droga a como dé lugar. En otras palabras, estos acervos críticos están muy lejos de pensar que se trata de un problema eminentemente médico. Piensan además que si una persona adicta rompe la ley debe ser castigada y aislada de la sociedad. Dados estos conceptos erróneos les resulta muy difícil entender que el paciente está tratando, ineficazmente, de auto-medicarse con los químicos equivocados y que su necesidad médica está basada en una falta genética de neurotransmisores. Por lo tanto, consideran que los adictos, en vez de recibir el tratamiento médico apropiado, deben ser castigados y encarcelados.

Si de verdad queremos ayudar a estos pacientes que sufren un trastorno, repito, eminentemente médico, tenemos que enfrentarnos con estos conceptos erróneos e ignorantes y resolverlos. Para ello, debemos continuamente actualizar nuestros conocimientos respecto a la adicción como entidad eminentemente médica. El objetivo de este libro es pues proporcionar conocimientos médicos actualizados respecto a la adicción y su tratamiento, de tal modo que sea posible resolver o eliminar el estigma que se ha levantado en su contra a lo largo de muchos siglos.

El estigma precede a la prevención y tratamiento de pacientes adictos, quienes sufren de un trastorno bio-psico-social. Inclusive en grupos de auto-ayuda como Narcóticos Anónimos (NA), existen prejuicios contra estos pacientes ya que, por ejemplo, el grupo, puede negar la participación de pacientes que están recibiendo buprenorfina como terapia de mantenimiento en el manejo de un trastorno por el consumo de opiáceos. Los miembros del grupo creen erróneamente que el paciente simplemente está cambiando una adicción por otra. Ellos no entienden que los pacientes están atentando contra sí mismos al auto-medicarse con alcohol y drogas, al no conocer que existen medicamentos apropiados para reemplazar los neurotransmisores de los que carecen.

En este libro describiré una revisión de los tratamientos médicos actuales, aprobados por la FDA (*Food and Drug Administration*) de los Estados Unidos para el manejo de adicciones, usando en ocasiones ejemplos de casos clínicos pertinentes. Con el conocimiento de la localización de la adicción en los centros cerebrales del placer (CCP), no cabe duda alguna que se trata de un desorden eminentemente médico con orígenes biológicos. Una de las pioneras en demostrarlo es la Dra. Nora Volkow, Directora del Instituto Nacional de Drogadicción de los Estados Unidos que presentó una conferencia al respecto en la reunión de convocatoria William C Menninger del lunes 18 de Mayo del 2015, durante el Congreso Anual de la Asociación Psiquiátrica Americana (APA) celebrado en Toronto, Canadá. Nora Volkow presento una conferencia muy emotiva al relatar como ella supo de la causa verdadera de la muerte de su abuelo materno debida a trastornos por el uso del alcohol y suicidio cuando ya era medico especialista en adicciones. El abuelo murió cuando Nora tenia 6 anos, la madre de Nora Volkow, por temor al estigma, no revelo la verdad de su muerte entonces sino cuando ella estaba muriendo y Nora era ya medico.

EL DSM-5 describe y ubica correctamente a los trastornos de adicciones en un contexto médico, concepto que debe ser y es el mejor antídoto contra el estigma. El libro ha sido traducido al español con el título *Guía de Consulta de los Criterios Diagnósticos del DSM-5 TM* (3).

La palabra "estigma" (4) tiene un significado antiguo: el de una cicatriz dejada por un hierro candente o una marca física al quemarse la piel de un criminal como castigo. Más recientemente, el significado se refiere a una marca de vergüenza o discriminación frente a un síntoma desagradable de algo físico o mental. Por ejemplo, el agujero dejado en el septum nasal por la inhalación de cocaína, considerado como un signo patognomónico de la adicción a esta droga.

El recientemente fallecido Paul J. Fink (5), ex- president de la APA se dedicó por más de 30 años a luchar contra el estigma que existe hacia los trastornos mentales. En su artículo ya clásico *"El enigma del estigma en su relación a la educación psiquiátrica"*, Fink menciona que el estigma proviene de la ignorancia y el miedo, por lo que llama a la adicción "una herida auto-infligida" con ignorancia que creaba una concepción errónea respecto a las causas biológicas de la adicción. Como se hace con cualquier otro desorden médico, se puede y debe ofrecer y prestar el mejor tratamiento posible a los pacientes con adicciones. Aquellos que se tratan efectivamente y vencen su adicción ya no sienten vergüenza; por el contrario, se sienten orgullosos y confiados de haber superado su enfermedad.

La vergüenza de sentirse estigmatizados lleva a estos pacientes a que se sientan como parias; inclusive en el caso del consumo de substancias legales como el tabaco, estas personas tienen miedo y vergüenza a ser discriminados y eso les hace sentir temor a buscar tratamiento. El estigma existente, el temor a la discriminación y el miedo al castigo que él trae consigo hace que las personas afectadas se oculten y no reciban el tratamiento adecuado, usando mecanismos de defensa como la negación o la racionalización. Estos mecanismos llevan a la persona a engañarse a sí misma, pensando que no hay nada anormal o malo en lo que hacen, o justificando su hábito y la conducta que lo caracteriza como que simplemente están "experimentando o consumiendo substancias en forma recreacional". Sin embargo, es claro que se encaminan a un abismo muy profundo. Y en vez de recibir ayuda se precipitan al fondo de este abismo, causando una total destrucción mental, física y social, ya sea gradualmente o de manera súbita y drástica como es el caso de alguien que muere por sobredosis. Lo más triste del proceso, una verdad incontrovertible es que estos desenlaces trágicos pueden --y deben-- prevenirse.

El origen griego de la palabra "enigma" la describe como una pregunta sin respuesta ante una situación inexplicable. La pregunta lógica con respecto a la adicción es: ¿Cómo es posible que en el siglo XXI existan personas que sufren adicciones y que, en lugar de ser tratadas médicamente se les considere y maneje como criminales?

A lo largo de este libro voy a usar la palabra "adicción o adicciones "como sinónimo de la frase "trastornos por el consumo de substancias" utilizada en el DSM-5. Adicción quiere decir "esclavitud" y viene del Latín; la palabra original es *addicere* y se aplicaba a todos los miembros de poblaciones, comunidades o regiones conquistadas por los ejércitos Romanos (6). Estas personas eran totalmente privadas de su libertad y se convertían en "adictos a Roma". En los tiempos modernos, una persona con una adicción química se ve como una persona "poseída por el compuesto químico". La adicción ejerce un poder gigantesco: consideremos el caso de un padre adicto a la cocaína que en medio de una fuerte tormenta de nieve se atreve a ir a buscar su "hit" para mantener su adicción, en vez de comprar leche para el pequeño hijo al que deja desamparado y llorando de hambre en la casa.

Otro ejemplo. Nunca conocí una ilustración más fidedigna de la adicción que en la película "El Vuelo" con el magistral actor Denzel Washington.

Denzel Washington hace el papel de un piloto (Whip Whitaker) adicto a la cocaína y el alcohol. En un vuelo sin precedentes con el avión en posición invertida, que pilotos experimentados no pueden reproducir en un simulador mecánico, Whip Witaker salva la vida a 96 tripulantes. Esta película fue nominada dos veces en el 85º. aniversario de los premios de la Academia para el mejor actor y el mejor escritor de un relato cinematográfico (John Gatins).

Al principio, Whitaker recibe los elogios de un héroe. Pero cuando se conoce que el Board Nacional de Seguridad de Transportes (NTSB en inglés) ha detectado niveles tóxicos de cocaína y alcohol en la sangre, extraída cuando él estaba inconsciente, la situación cambia. Un abogado muy hábil consigue eliminar los cargos de asesinato en segundo grado, en base a errores técnicos del laboratorio y anula el informe del Board. La noche anterior al juicio y ya conocedor de la posibilidad de que lo dejen libre, es hospedado bajo custodia en un hotel. Durante la noche, se da casualmente cuenta que la puerta del cuarto contiguo en el hotel está abierta y descubre una heladera colmada de vino. Después de una inicial ambivalencia, el deseo irrefrenable de beber alcohol le despierta ansias muy fuertes (en inglés *craving*) y ya sin ningún control bebe todas las botellas de vino (compulsión) hasta quedar casi inconsciente. A la mañana siguiente deberá enfrentar las consecuencias del juicio: pierde su licencia de piloto y es condenado a prisión. Trece meses después, cuando se encuentra compartiendo su experiencia con un grupo de apoyo en la cárcel, muy paradójicamente exclama: "Hice lo correcto, declaré esa mañana que tengo un trastorno por consumo del alcohol, que estuve intoxicado cuando piloteé el avión y también estuve intoxicado en el momento del juicio". Pero señala: "hHice lo correcto, porque por fin ahora en la cárcel, me siento *"LIBRE".* No más mentiras no más estigma!"

Figura # 1.- Estas son las 4 C's de la adicción:

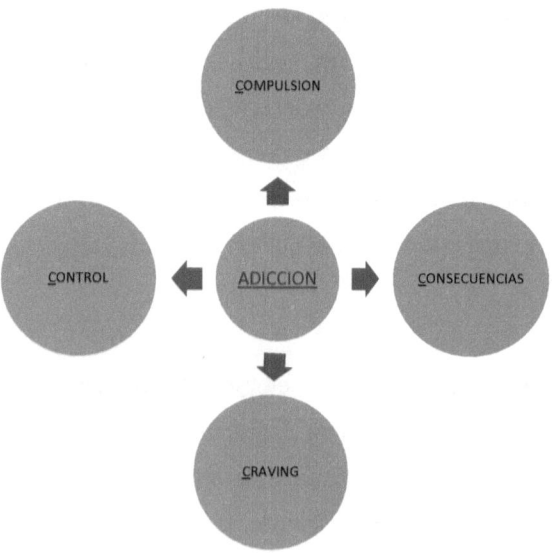

Adicción: Craving (ansias)/Control (falta de)/ Compulsión (uso repetido)/ Consecuencias (resultados bio-psico-sociales negativos). La presencia de dos o más de ellas hacen posible el diagnostico de adicción). Las 4 C's se explicarán en más detalle líneas abajo.

El caso de Whip Witaker ilustra claramente las 4 C's de la adicción. La apetencia o ansias *(craving)*, la falta del control al beber compulsivamente todas las botellas a pesar de las consecuencias negativas que tendrá que afrentar a la mañana siguiente. Este es un ejemplo magistral, único y fidedigno de la esclavitud de la persona adicta. Luego, 13 meses después, el de su recuperación y libertad en la cárcel.

> La definición bio-psico-social de adicción sería: "La auto-inducción (aspecto psicológico) de cambios en un sistema de genéticamente deficientes y desestructurados neurotransmisores en las zonas del CCP (Centros Cerebrales del Placer) (aspecto biológico), que causa consecuencias negativas de todo tipo (aspecto social)".

> (Figura # 2. Definicion Biopsicosocial los Trastornos Causados por el Uso de Substancias.-Propiedad del autor)

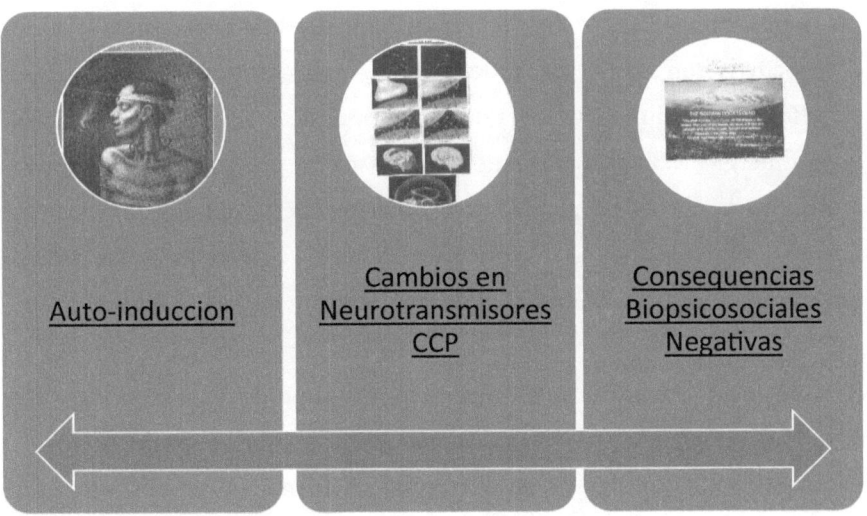

- Auto-inducción o automedicación (con sustancias químicas): Aspecto psicológico.
- Cambios en Neurotransmisores (que son congénitamente deficientes y alterados por las substancias ingeridas): Aspecto Biológico.
- Consecuencias negativas en el entorno: Aspecto Social.

La liberación de la adicción puede lograrse tal como lo manifiesto en el libro que publiqué el año 2013 (8). El estigma se puede eliminar con conocimientos científicos actualizados que incluyen la demostración del locus anatómico de la adicción en los CCP mediante la evidencia con la tomografía por emisión de positrones *(PET scanning)*. La adicción es un trastorno crónico del cerebro. La evidencia que corrobora este hecho continúa acumulándose casi diariamente.

Como parte relevante de la educación científica en relación a casos de adicción, debe difundirse e informarse de la existencia de medicamentos aprobados por la FDA para el tratamiento de la adicción: naltrexona, acamprosato y disulfiram en el caso del consumo del alcohol. Naltrexona, metadona y buprenorfina en el caso del consumo de opiáceos. Lo mismo debe ocurrir con los hallazgos de la tomografía computarizada (9), otros estudios de neuroimagenología que han revelado disminución de la carga dopaminergica, con encogimiento de la substancia gris en la corteza cerebral prefrontal y dorso-lateral, debido a la re-estructuración genéticamente determinada de los neurotransmisores. Todo esto corrobora la evidencia de que nos encontramos frente a un desorden eminentemente médico.

Basado en mi experiencia clínica en el tratamiento y prevención de la adicción, recomiendo en términos generales usar el modelo bio-psico-social cuyo objetivo es el de lograr la abstinencia total del individuo afectado, el cual debe participar en grupos de autoayuda como AA/

NA/CA (Alcohólicos Anónimos/Narcóticos Anónimos/Cocainómanos Anónimos) y recibir terapia cognoscitiva individualizada (CBT, Cognitive-Behavioral Therapy en inglés; Terapia Cognitivo-Conductual con sustécnicas establecidas de modificación del comportamiento), además de farmacoterapia individualizada de adicciones y de toda otra comorbilidad psiquiátrica presente. En este caso, la medicación será, por cierto, diferente si se trata de un ADHD (trastorno por atención deficitaria tipo hiperactivo), trastornos del afecto con depresión y ansiedad, trastornos bipolares o de un trastorno psicótico o esquizofrénico. Por ejemplo, si tenemos un paciente con trastorno bipolar I y trastorno moderado por el consumo de opiáceos, el tratamiento deberá incluir terapia cognitivo-conductual más asistencia a NA y farmacoterapia según sea el caso: metadona, buprenorfina o naltrexona más un estabilizador del afecto. Esta formula –que no es simple pero tampoco extremadamente complicada-- es el *sine qua non* del tratamiento de la adicción.

Figura # 3. Modelo Biopsicosocial.-Propiedad del autor.-

En la imagen inferior se puede ver en el primer círculo los símbolos de sustancias químicas, dinero y alimentos (con los cuales el huésped se auto-medica). En el segundo, el Huésped (con una campana simbolizando la importancia de los reflejos condicionados). En el tercero, el entorno social.

En la imagen superior, en el primer círculo el símbolo químico de sustancias -aspecto psicológico. En el segundo, el cerebro del huésped donde se descargan neurotrasmisores -aspecto biológico. Entre ambos círculos el vector (narcotraficantes). En el tercero, el entorno-- aspecto social.

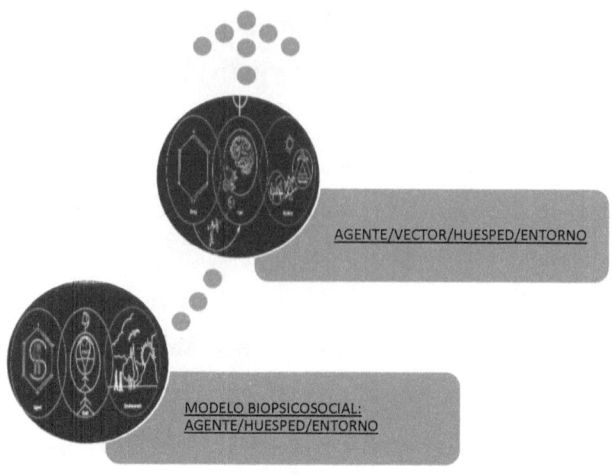

Nótese que en la figura No.4 el agente está representado por una estructura química o el símbolo del dinero para representar el juego patológico como adicción.

En cuanto a prevención de las adicciones, consideramos tres niveles: primaria, secundaria y terciaria.

Figura # 4.- Prevencion Primaria, Secundaria y Terciaria.-

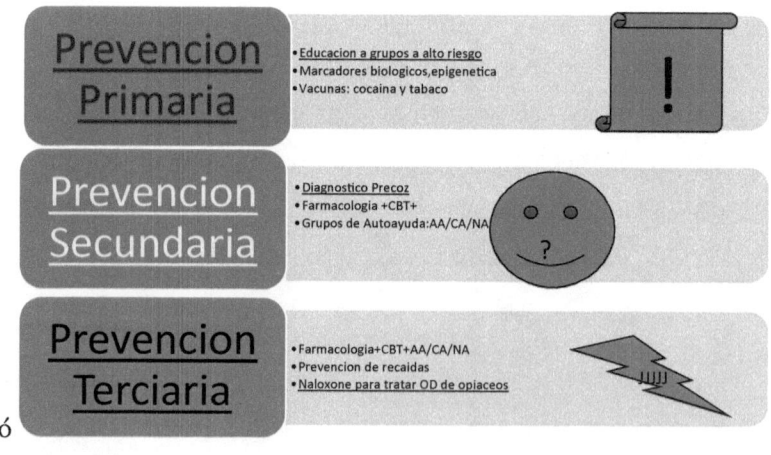

Prevención Primaria: Como dice el refrán, "Más vale prevenir que curar", y de lo que se trata es de disminuir la incidencia (casos nuevos) de una enfermedad; para ello, es necesaria la educación de los profesionales en el campo de la salud, los grupos de alto riesgo y los pacientes y el público en general.

La adicción es una enfermedad cerebral crónica y eminentemente médica y para su prevención es necesario evitar desde una edad temprana la exposición a drogas y substancias, por parte de miembros de los considerados grupos de alto riesgo, especialmente aquéllos donde haya historia familiar o genética positiva para trastornos por consumo de drogas. El uso de vacunas (todavía no aprobadas por la FDA) en el caso de trastornos por el consumo de cocaína y tabaco es también ejemplo de este tipo de prevención.

Prevención Secundaria: Consiste en la disminución de la prevalencia de una enfermedad o sea el número total de casos, con el uso adecuado de farmacoterapia aprobada por la FDA para su uso en adicciones. En grupos con historia personal o familiar positiva para "trastornos por el consumo de drogas" o marcadores genéticos positivos para el consumo del alcohol como es el caso de quienes responden a la naltrexona (Allele Asp40 del gene OPRM1 (10), acamprosato, topiramato y disulfiram.

Prevención Terciaria: Enfocada a disminuir las secuelas causadas por la enfermedad, por ejemplo el riesgo de una sobredosis. Por ejemplo, el uso de naloxona, por auto-inyector o por vía intranasal, para tratar la sobredosis de opiáceos, puede salvar vidas. Es importante usar los fármacos, aprobados para las adicciones, que se pueden combinar con medicamentos utilizados para tratar las comorbilidades psiquiátricas existentes; por ejemplo, antidepresivos, antipsicóticos y estabilizadores del afecto.

La descriminalización de drogas en países como Portugal, Suiza lo mismo que la descriminalización del uso del cannabis en el Uruguay, Holanda y los estados de Washington y Colorado en USA, son aspectos de avanzada en el campo de las adicciones. Estas medidas, contribuirán por lo menos a una reducción marcada, si no a la eliminación de narcotraficantes. Sin embargo, se requiere más investigaciones destinadas a aclarar, por ejemplo, el rol terapéutico de cannabis en afecciones como glaucoma, dolor crónico, cáncer, espasticidad muscular, anorexia, epilepsia infantil, etc.

Con información proveniente del año 1954 se empezó el enfoque objetivo y médico de los trastornos por el consumo de substancias: en un experimento pionero, Olds (11) comprobó en ratas la existencia de los centros cerebrales del placer CCP

Figura # 5.-Diagrama de Los Centros Cerebrales del Placer.-

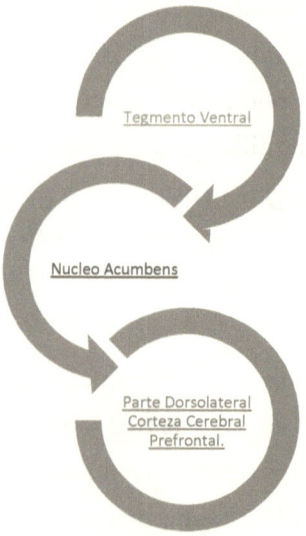

Esta localización ha sido corroborada en los últimos 50 años hasta los más recientes hallazgos de la tomografía computarizada. Antes de 1954 no había métodos objetivos de comprobar que la adicción tiene una localización anatómica cerebral en el tegmento ventral, núcleo acumbens y la corteza cerebral prefrontal dorsolateral. (Figura # 7-8).

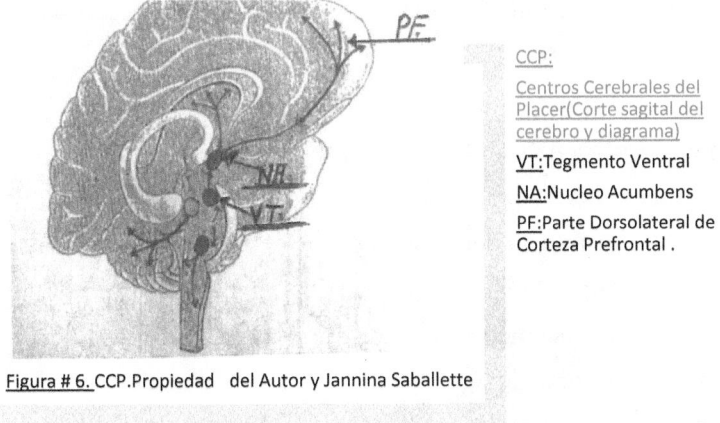

Figura # 6. CCP. Propiedad del Autor y Jannina Saballette

Figura 7. Parte inferior: Corte sagital del cerebro, fotografía del Núcleo Acumbens en la parte inferior. Parte superior: Fotografía electrónica del Núcleo Acumbens con su corteza: "Shell".

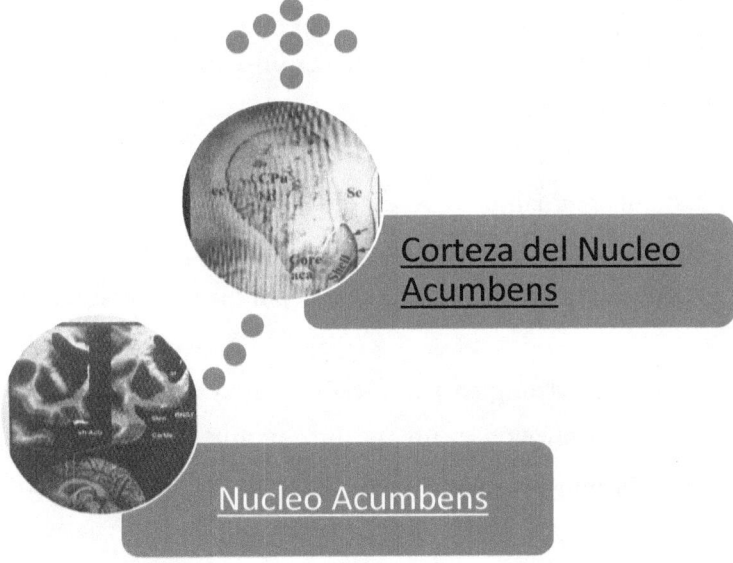

El estigma es el peor enemigo de un serio enfoque médico y científico de la adicción. Es pues esencial informar a los profesionales y público en general de que existe tratamiento y prevención para este trastorno. El esclarecimiento científico es lo primero y este proceso empieza, sin duda, con la clasificación de enfermedades en general y de los trastornos mentales en particular.

Para comenzar, deben conocerse los logros científicos en el campo de la clasificación de enfermedades y la importancia del DSM-5 en psiquiatría; luego, para la información del público en general y de los profesionales que trabajan en el campo de la salud en particular, citaré ejemplos de lo que ha sucedido y está sucediendo con personajes celebres, tanto de aquellos que sucumbieron como los que triunfaron sobre su enfermedad. Punto fundamental es el resaltar que sin la vigencia del estigma, los lamentables casos de varias de estas celebridades no habrían ocurrido.

PUNTOS CLAVE.-

- ➤ El objetivo de este libro es ofrecer un antídoto contra el estigma de la adicción.

- ➤ Estigma, actualmente se define como un signo de vergüenza y discriminación y, como tal, frena o impide que las personas que lo experimentan puedan pedir ayuda, por miedo a ser discriminados.

- ➤ El enigma del estigma, parece ser el de ignorar la evidencia científica de que la adicción es un trastorno eminentemente médico, con localización más o menos precisa en los CCP del cerebro.

- ➤ Existen medicaciones aprobadas por el FDA para tratar las adicciones; en el caso del consumo del alcohol: naltrexona, acamprosato y disulfiram. En el caso del consumo de opiáceos: naltrexona, metadona y buprenorfina.

➤ El DSM-5 describe la adicción con un modelo bio-psico-social.

➤ Para hacer su diagnóstico, los profesionales médicos deben comprender las 4 C's de las adicciones: *craving*, control (perdida del), compulsión y consecuencias bio-psico-sociales negativas.

➤ Los conceptos de prevención primaria, secundaria y terciarias, ofrecen las mejores oportunidades para impedir o reducir la incidencia y prevalencia de los trastornos por el uso de substancias.

II. Historia De La Clasificacion Cientifica

En el campo de la ciencia, la información objetiva y la clasificación son esenciales. La clasificación establece orden donde reinó el caos y permite a los profesionales usar un lenguaje común y establecer una comunicación clara y expeditiva.

Cuatro científicos europeos y uno americano, se distinguen por su contribución histórica a la clasificación de entiddes médicas en general y de trastornos mentales en particular, tal como los definimos actualmente. Se presentan una breve biografía y sus contribuciones a la medicina y psiquiatría modernas, resaltando que debido a limitaciones de espacio, no se mencionan nombres de muchos científicos que han contribuido eficazmente a estos objetivos.

Carl Linnaeus (1707 – 1778)

Carl Linnaeus (12) es considerado el padre de la taxonomía moderna. Él fue un experto botánico y medico sueco y como tal, fue el primero en empezar a clasificar las especies y algunos desórdenes. Comenzó de esta manera a poner orden en el mundo científico. Sus contribuciones clásicas son *Flora Lapponica, Species Plantarum, y Systema Natura*.

Linnaeus nació en Smaland, Suecia, en 1707. Desde temprana edad estuvo fascinado por las plantas y en particular las flores, vale decir que su amor por la naturaleza comenzó con su pasión por las flores. Al paso del tiempo, el médico de Smaland Dr. Johan Rothman, también botánico, amplió el interés del todavía adolescente Linnaeus de la botánica a la medicina. Recordemos que en aquel entonces no existía una clasificación de las enfermedades.

En Agosto de 1728, Linnaeus ingreso a la Universidad de Uppsala para estudiar tanto botánica como medicina y obtuvo su título de médico a la edad de 24 años. En 1731 realizo una expedición a Lapland y mientras se encontraba allí escribió *Flora Lapponica*, obra donde por primera vez expresó sus ideas acerca de la importancia de la nomenclatura y la clasificación.

La principal contribución de Linnaeus a la taxonomía fue el establecimiento de reglas para grupos de desórdenes. Este trabajo señala el inicio de su consistente uso de la nomenclatura binaria. La taxonomía de Linnaeus, es el sistema de clasificación científica actualmente usado en las ciencias biológicas y lleva su nombre porque este fue el primero en demostrar claridad y orden en la ciencia..

En la taxonomía de Linnaeus, los grupos están divididos en "características observables". En aquella época "el ojo" era todo lo que se disponía para clasificar científicamente los cuadros médicos. Mientras que los detalles de clasificación, en cuanto a las características observables han cambiado y se han expandido (por ejemplo con la secuencia del ADN), el principio fundamental se ha mantenido. La visión pionera de Linnaeus dio resultados fructíferos; sin embargo, debido a los avances de la globalización y tecnología contemporáneas, su clasificación de los seres humanos suena algo arcaica. Él fue quien por vez primera vez clasifico los primates en su libro *Systema Naturae*, subdividiendo la especie humana en 4 subespecies, basándose en el color de la piel y el continente de origen; según estos criterios, su clasificación describió a *Europaeus albus* (Europeo-blanco), *American rubescents* (Americano-rojo), *Asiaticus luridus* (Asiático-amarillo) y *Africanus niger* (Africano-negro).

En 1750, Linnaeus fue nombrado Rector de la Universidad de Uppsala y durante este tiempo tuvo muchos estudiantes a quienes enseñaba con suma dedicación. Diecisiete de estos fueron llamados por él, "Apóstoles". Este es un término muy apropiado, debido al fervor y pasión religioso con el cual impartía sus enseñanzas y que le ayudo significativamente a la difusión internacional de sus conocimientos del sistema taxonómico. La influencia de Linnaeus puede ser resumida con las palabras del famoso escritor Alemán Johan Wolfgang Goethe:

> "con la excepción de Shakespeare y Spinoza, no conozco alguna otra persona que me haya influenciado de manera tan relevante".

La realeza sueca también reconoció el trabajo científico de Linnaeus. El rey Adolf Frederik le dio el título de Caballero de la Corona en 1757. El escudo de armas de su familia exhibe en forma prominente la *"twinflower"* una de las plantas favoritas de Linnaeus, a la cual se le dio en su honor el nombre científico: *Linneae borealis*. El escudo de armas está dividido en tres tercios: rojo, negro y verde en representación de los tres reinos de la naturaleza (animal, mineral y vegetal). En el centro del escudo esta un huevo que significa la naturaleza que se continúa y perpetúa de nuevo "In ovo". En la parte inferior se lee una frase en latín, "FAMAM EXTENDERE FACTS" que quiere decir: "extenderemos nuestra fama con nuestras acciones"

(Figura # 8. Carl Linnaeus. Cortesía de Wikipedia, la Enciclopedia Gratuita)í

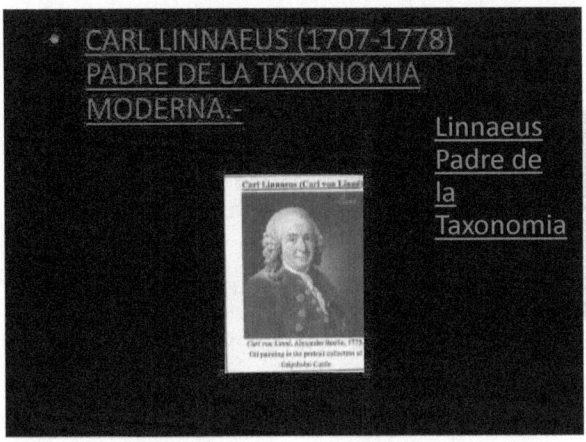

Linnaeus se anticipó a llenar la necesidad de tener un sistema de clasificación, el que casi contemporáneamente fue usado por Sydenham para categorizar las enfermedades y que se continúa actualmente para las clasificaciones más recientes de las enfermedades médicas y psiquiátricas.

Thomas Sydenham (1624 – 1689)

Sydenham (13) A quien se le llamaría el "Hipócrates inglés" o padre de la medicina Británica Figura # 9.-

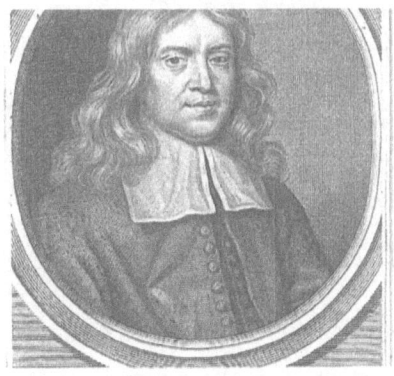

Thomas Sydenham
"The English Hippocrates".
Gentileza de Wikipedia, la Enciclopedia Gratuita.

Figura # 10.- Thomas Sydenham (1624-1689)

Sydenham se graduó de la Universidad de Oxford en 1648 y obtuvo el título de bachiller en medicina. Su uso innovador, por aquel entonces, del láudano de opio y de la corteza del árbol de chinchona en el tratamiento de la malaria, además de su clasificación de las fiebres, le dio gran fama en muchos sectores de la sociedad británica pero generó al mismo tiempo la envidia de otros.

Al tener que realizar el servicio militar durante varios años, debido a la guerra civil en Inglaterra, no recibió su título de MD de la Universidad de Pembroke Hall en Cambridge, hasta cumplir casi 30 años. Luego se constituyó, sin embargo, en el indisputable maestro de la medicina Inglesa, a pesar de que su fama como el "Hipócrates Inglés" fue póstuma. Su prestigio fue casi legendario, basado tanto en el tratamiento de la viruela, como en el uso innovador de la quinina para el tratamiento de la malaria.

Entre sus numerosas obras escritas se cuentan *Dissertatio epistolaris (Dissertation of the letters)*, sus trabajos sobre el tratamiento de la viruela y de la histeria, dedicados a William Cole de Worcester. Entre sus contemporáneos, Richard Morton y Thomas Browne comprendieron la importancia del conocimiento que Sydenham tenía en cuanto a tratamientos médicos en general y farmacopea, en particular. Su último trabajo fue *Processes integri (El Proceso de la Curación)*, una sinopsis de patología y práctica médica, el volumen más publicado de su época tanto en Inglaterra como en otros países.

La prioridad para Sydenham era tratar a sus pacientes y por ello, no prestaba demasiada atención a los misterios y dogmas médicos de la época. Entre otros de sus mayores logros están el descubrimiento de la Corea de Sydenham, también conocida como la danza de San Vito, a la que confirió una definición modrna. A él también se debe el primer diagnóstico de escarlatina en el mundo.

En cuanto al tratamiento farmacopeico, una de sus más famosas frases fue:

"Entre todos los remedios que el Todopoderoso ha dado al hombre para aliviar sus sufrimientos, no hay ninguno que sea tan universal y eficaz como el opio" (14).

La primera forma de usar la tintura de opio fue el láudano.

Sydenham estaba adelantado a su época en cuanto a la clasificación de enfermedades se refiere. Su afronte nosológico fue esencialmente el de un método moderno; sin embargo, fueron su conocimiento y descripción de la historia natural de la enfermedad, los elementos que contribuyeron decisivamente a su creciente fama. Su descripción de la historia natural de las fiebres se debe a su aguda observación y comparaciones de caso por caso y de tipo por tipo. Sus artículos "The *Observations medicae*" y la primera "*Epistola responsoria*" contienen evidencia de sus estudios de varios tipos de fiebres que ocurrieron en Londres durante el transcurso de los años. La clasificación de enfermedades en aquéllas de tipo agudo y crónico, variaba de acuerdo al año y la correspondiente estación y el tratamiento más efectivo no podía ser establecido si estas características no eran reconocidas. Nada parecido se había escrito hasta entonces, con excepción de las obras clásicas de Hipócrates *On Airs, Waters and Places*.

Las observaciones clínicas de Sydenham, con diferencias y variaciones anuales y estacionales, están ilustradas en su doctrina de la constitución epidémica dependiente de inescrutables influencias telúricas. Las variaciones estacionales son también importantes en los trastornos mentales. Es impresionante el hecho de que, en tiempos modernos ellas han sido reconocidas y aplicadas en sistemas de clasificación tan recientes como el DSM-5, en el que se describe un especificador del trastorno bipolar denominado "Con patrón estacional".

Phillipe Pinel (1745 – 1826)

Llamado "El Padre de la Psiquiatría Moderna" (15) por su "Tratamiento Moral" y clasificación de enfermedades mentales. Nació en Francia, fue hijo y sobrino de médicos, luego obtuvo el título de médico de la Universidad de Toulouse, desplazándose luego a Paris en el año 1778. Estudio también matemáticas y mantenía una fuerte afición como explorador botánico. Posteriormente, el suicidio de un amigo que sufría de "Melancolía Nerviosa", lo motivó poderosamente a estudiar las enfermedades mentales.

En 1793 Pinel empezó a trabajar como médico en el Hospital Bicetre y luego, en 1795, fue nombrado Jefe Médico del Hospicio de la Salpetriere, puesto que mantuvo hasta su muerte. Observador perspicaz, se dio cuenta de que "el gobernador Pussin", ex-paciente mental, tenía una habilidad única y en base a su declarada oposición a cualquier tipo de violencia contra los enfermos mentales, lo convirtió en su mano derecha. A pesar de que Pinel reconoció su valiosa colaboración en esta etapa de su carrera, la leyenda de Pinel, solo, liberando de las cadenas a las enfermas del Hospicio de La Salpetriere es clásica e ilustrada en un cuadro inmortal, obra del pintor Tony-Robert Fleury (Fig. 11)

Figure # 10.-Phillipe Pinel en la Salpetriere.-

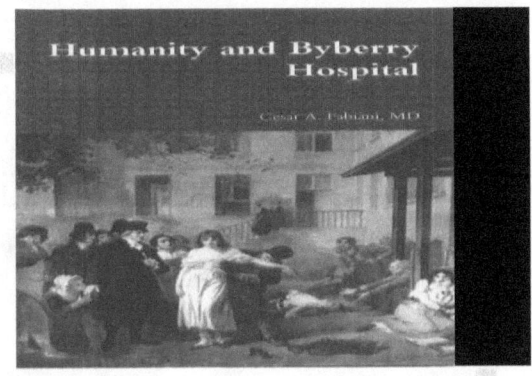

PINEL: LIBERANDO A LAS ENFERMAS MENTALES DE SUS CADENAS.-
Propiedad del Autor.

Figura # 10.-Phillipe Pinel en La Salpetriere-1795.-

La devoción por sus pacientes no tiene paralelo, los veía todos los días por largas horas y tomaba notas meticulosas, lo cual le sirvió para desarrollar historias clínicas únicas y elegantes.

Sus contribuciones a la literatura psiquiátrica son parte de la historia y la leyenda de nuestra disciplina, publicadas fundamentalmente en *Gazette de Sante* o el *Journal de Phsysique*. Su texto *"Memoir on Madness"* de 1794, es una obra clásica y fundamental de psiquiatría clínica. En 1798 publicó también un importante texto nosológico *"Monographie ou Method d'analyse appliquee a la medicine"*.

Pinel fue el gran nosólogo del siglo XVIII. Llamó "Moral" a su método de tratamiento enfatizando su esencia humana y haciendo hincapié en las causas psicológicas de los desórdenes metales, tales como pérdidas, traumas de la Revolución Francesa, miedos, pasiones tristes y violentas; basó su manejo terapéutico en la observación profunda de los síntomas pero también en su respeto a los pacientes como seres humanos, logrando resultados positivos mediante la movilización de factores curativos del propio paciente. Es un enfoque humano pero firme, siempre tratando a los pacientes con mucha consideración, con apoyo, ternura, humor y esperanza. Igualmente, reconocía la importancia del liderazgo y de los ex-pacientes, quienes serían los primeros en oponerse a tratamientos violentos. El líder deberá ser siempre "valeroso, filantrópico e imaginativo, sobre todo firme y humanitario". Sus historias clínicas detalladas y el resultado de muchas horas de conversaciones terapéuticas con sus pacientes, le hicieron exclamar:

"No puedo sino mencionar elogios, pues nuca vi esposos tan fieles, ternura tan paternal, amantes apasionados, patriotas tan magnánimos como en el hospital mental" (16).

Fue Pinel quien cambio el concepto que se tenía de "La locura y el loco" por un enfoque eminentemente humano y firme, el que más de un siglo después se aplicó en los EE.UU. sobre todo en la época del movimiento de "desinstitucionalización". Escribí al respecto una monografía titulada: "Humanity and Byberry Hospital" (17). Pinel fue, como maestro, el mejor de la psiquiatría y su clasificación, la mayor contribución de un psiquiatra francés ejemplar, predecesor de las clasificaiones modernas como el DSM-5.

Emil Kraepelin.- (1856 - 1926)

Kraepelin nació en Alemania en 1856. Es considerado el fundador de la Psiquiatría y Psicofarmacología Moderna (18). Cuando cursaba

Figure # 11 Cortesía de Wikipedia la Enciclopedia Gratuitíí

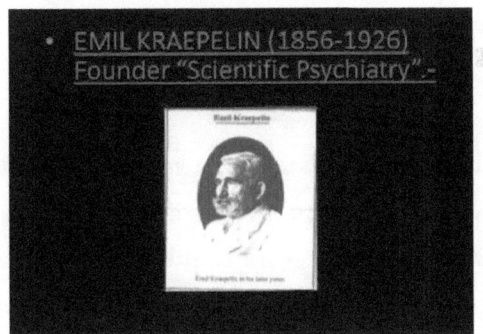

Figura # 12.-Emil Kraepelin.Fundador de la Psiquiatria Moderna.-

el tercer año de medicina y llevado por una gran fuerza interior, comenzó a tratar de resolver los enigmas que los desórdenes mentales planteaban. Su posición era que la psiquiatría es una rama de la medicina y como tal su contenido debe ser estudiado como lo hace toda ciencia, con métodos válidos de observación y experimentación. Su primer ensayo en la literatura psiquiátrica, titulado "La Influencia de las Enfermedades Agudas en la Causalidad de Los Desórdenes Mentales" lo escribió cuando aún estaba en la escuela de medicina y le valió un premio.

Estudió neuropatología bajo Paul Flechug y psicología experimental bajo Wilhem Wundt. En el terreno de la investigación, aportó estudios clarificadores sobre las causas físicas de los desórdenes mentales y comenzó a establecer las bases de la clasificación psiquiátrica moderna.

Kraepelin fue nombrado Profesor de Psiquiatría a los 30 años de edad. Cuatro años después fue nombrado Jefe del Departamento de Psiquiatría de la Universidad de Heidelberg y en 1912, a pedido de la Sociedad Alemana de Psiquiatría, comenzó a sentar los planes para la fundación de un centro de investigación. El Instituto Alemán de Psiquiatría fue fundado en 1917, inicialmente en Munich. Emil Kraepelin continúo enseñando y se jubiló como profesor a los 66 años de edad.

Es acreditado por su clásica iniciativa bautizada como la "Dicotomía Kraepeliniana"; en efecto, fue el conceptualizador de la caracterización clínica que llevó a la clara separación entre esquizofrenia y psicosis maniaco-depresiva, hasta entonces consideradas como una misma entidad: fue éste un momento crucial en la historia de la psiquiatría. Ahora hablamos de trastornos bipolares y esquizofrénicos como entidades mas bien independientes y, si bien en los últimos 40 años, el péndulo ha oscilado de la esquizofrenia a los trastornos bipolares, aún está por verse si esta diferencia persiste una vez que las bases genéticas y los circuitos neuronales responsables de una y otra condición sean más claramente definidos.

Kraepelin estaba convencido de que la clasificación es fundamental en psiquiatría, un aspecto muy importante para ordenar el caos nosológico existente en su tiempo. Los trastornos mentales deben clasificarse de acuerdo a un patrón de síntomas y no solamente en base a semejanzas generales. Sus conceptos cardinales en cuanto a la etiología y el diagnóstico de los trastornos mentales sentaron las bases para el establecimiento de los sistemas diagnósticos modernos elaborados hoy tanto en el ICD-10-11 como el DSM-5. Kraepelin debe ser considerado el arquitecto de esta estructura nosológica moderna en la psiquiatría.

Él anuncio, en efecto, haber encontrado una nueva forma de ver los trastornos mentales, refiriéndose a la forma tradicional como "sintomática" y a la suya como "clínica". Su trabajo sin par derivo en un sistema y síntesis de cientos de trastornos mentales, clasificados como síndromes, es decir conjunto de síntomas con un patrón común. En la quinta edición de su texto de psiquiatría describió su trabajo como:

> "Un paso muy importante de lo sintomático a lo clínico de la insanidad.... La importancia de los signos externos de desórdenes individuales ha sido subyugada a la consideración de sus orígenes, del curso clínico y su terminación. Por lo tanto las categorías puramente sintomáticas han desaparecido de la nosología".

La última edición del libro de Kraepelin *Texto de Psiquiatría* se publicó un año antes de su muerte en 1927 y era diez veces más extensa que su edición inicial, publicada en 1883. Muchos avances científicos ocurrieron en esa época y explican el por qué de esta expansión. Algo

similar ha ocurrido con el DSM publicado por primera vez (DSM-I) en 1952 con unas 100 páginas, comparado con la quinta edición (DSM-5) publicada en 2013, diez veces más extena, con aproximadamente 1000 páginas.

No creo ser el único que considere a Kraepelin como el hombre que dio un enfoque claramente científico a nuestra psiquiatría actual. El impacto de su obra me permite reafirmar que el mayor antídoto contra el estigma es el conocimiento científico.

Benjamín Rush.- (1745 - 1813).-

Benjamín Rush (19) nació en Byberry, localidad situada a unos 18 km de Filadelfia. Obtuvo su título de bachiller en artes en el Colegio de Filadelfia. Continúo sus estudios en el Redman College, también en Filadelfia, por 4 años más y luego, cruzando el Atlántico, comenzó su carrera de medicina en la Facultad de Medicina de Edimburgo, donde recibió su título profesional. Además de ciencia, estudió y aprendió italiano, francés y castellano. De vuelta en Filadelfia, abrió un consultorio privado en 1769. Fue nombrado Profesor de Química en el Colegio de Filadelfia, publicando luego el primer Texto Americano de Química.

Rush es considerado, por sus logros, el padre de la Psiquiatría Americana, la especialidad médica más antigua en los EEUU, fundada formalmente en 1844. Rush, también publicó el primer texto americano de Psiquiatría: "Indagaciones y Observaciones Médicas sobre los Trastornos Mentales" (20) en 1812. (Figure # 12).í

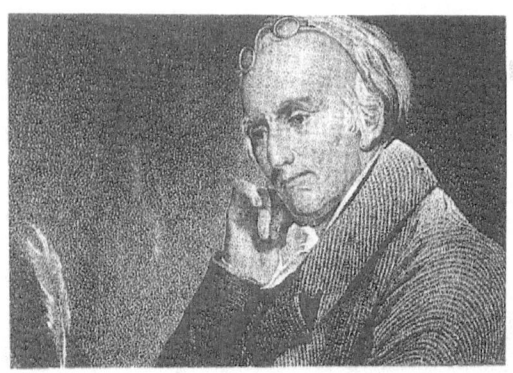

Rush:Padre de la Psiquiatria Americana
Propiedad del Autor.

Figura # 12. -Benjamin Rush. 1745-1813.-

Rush clasificó las enfermedades mentales y postuló sus causas. Fue un defensor del tratamiento humano de los pacientes mentales que, en aquella época, permanecían aún encadenados y encerrados en calabozos. En una campaña política, logro que el Estado construyese una sala exclusiva para enfermos mentales en el hospital de Pensilvania. Su contribución permitió la recuperación de muchos pacientes y su reinserción en la sociedad. Por esta razón, su modelo terapéutico es referido oficialmente como "Terapia Moral", similar al de Phillipe Pinel.

Más importante aún es su labor pionera en el campo de la adicción: en 1805 escribió otro texto clásico acerca del alcoholismo, titulado "Indagaciones Acerca de los Efectos de las Substancias Espirituosas en el Cuerpo y la Mente Humana" (21). (Figura # 13).

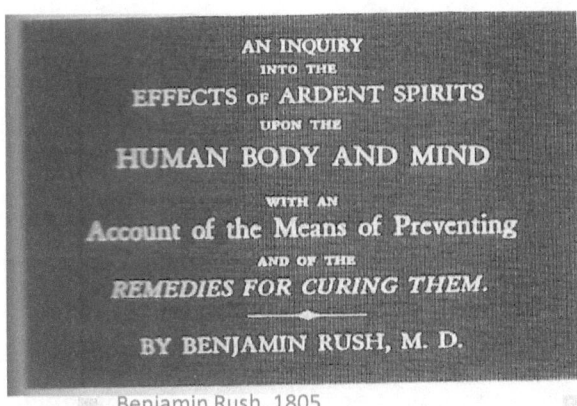

Figura# 13.-
Texto Sobre: *Trastornos por el Consumo del Alcohol*
B.Rush
Propiedad del Autor.

Benjamin Rush. 1805

Con anterioridad a esta publicación de Rush, el alcoholismo era visto como un pecado, algo sobre lo cual uno tiene el poder de elegir lo que le conviene o no. Rush pensaba que, en el caso del alcoholismo, el paciente pierde el control sobre la ingesta de alcohol; esta pérdida de control es un síntoma clave en el concepto moderno actual de las adicciones. Él identificó al alcohol como el agente causal y desarrolló el concepto de alcoholismo como enfermedad médica. Describió los síntomas y tratamiento del alcoholismo en su época. Es extremadamente interesante que propusiera que los enfermos por consumo del alcohol debían ser tratados gradualmente con substancias químicas menos potentes que el alcohol, anticipándose así al tratamiento actual con metadona y buprenorfina de los trastornos causados por el consumo de opiáceos, al igual que el tratamiento standard o de elecciónpara la desintoxicación de alcohol mediante el uso de benzodiacepinas.

Rush se opuso también terminantemente al uso de la coerción o el castigo físico, al encadenamiento y el encierro de pacientes mentales en calabozos. Escribió asimismo el primer informe de un caso de fiebre de dengue en 1789 (el caso se dio en 1780). Además de ser un científico con muchos talentos y un buen patriota, tuvo muchos otros logros: firmó el Acta de la Independencia de los Estados Unidos en 1776 y, como activista social, apoyaba la abolición de la esclavitud y de la pena de muerte y estaba en favor de la educación para todos, incluyendo las mujeres, así como el establecimiento de clínicas médicas para los indigentes. Su logro más importante fue el crear un dispensario para el tratamiento de personas pobres. En el campo de la salud pública, contribuyó al control de la difusión epidémica de casos de tifoidea y cólera abogando por el dr enaje del riachuelo Dock Creek.

Era bien parecido, hablaba un inglés correcto y elegante, pero se le conoció también por ser un tanto intrigante en el terreno político: así, tuvo que rogar a los biógrafos de George Washington que borrasen comentarios negativos que había formulado acerca del padre de la independencia norteamericana.

Por otro lado, no todos sus tratamientos han resistido la prueba del tiempo. Erróneamente creía en la efectividad del sangrado de pacientes (las "sangrías") como medio de control de la epidemia de fiebre amarilla en Filadelfia, en 1793. Igualmente, creía en la utilidad de alteraciones de la circulación sanguínea en el cerebro como método terapéutico de los trastornos mentales y diseñó un instrumento giratorio, la "Tranquilizer Chair" (o "silla tranquilizadora") para uso médico.

Como ya se ha dicho, su legado fundamental fue su oposición al uso de castigos físicos y calabozos para los enfermos mentales, promoviendo un método respetuoso de la dignidad humana. Además clasificó las enfermedades mentales y postuló que el alcoholismo es un trastorno médico, con lo cual se anticipó también, en cierto modo, a conceptos sancionados en DSM-5 y otros instrumentos nosológicos contemporáneos.

Estos cinco médicos abonaron el terreno, para que, incluso siglos después, las semillas de una clasificación moderna de los desórdenes mentales fructificaran y adquirieran formas definidas como los sistemas que hoy conocemos y utilizamos (ICD-10-11 y DSM-5).

PUNTOS CLAVE.-

- ➢ La clasificación transforma el caos y conduce al orden, elemento crucial en el trabajo científico.

- ➢ El trabajo pionero de cuatro científicos europeos permitió sembrar la semilla que se cosecha hoy en la actual clasificación de los trastornos mentales. Linnaeus como padre de la taxonomía moderna, Sydenham como padre de la medicina Inglesa (El Hipócrates Inglés), Pinel con su "tratamiento moral" y clasificación de los trastornos mentales, y Kraepelin como padre de la psiquiatría moderna y su caracterización de la dicotomía entre desordenes bipolares y esquizofrenia.

- Rush, conocido como el Padre de la Psiquiatría Americana, se distinguió no solo por su clasificación de los trastornos mentales sino por su visionario tratamiento de los desórdenes causados por el consumo del alcohol, erigiéndose como precursor de conceptos clínicos y tratamientos aceptados actualmente.

III. Evidencia Clínica. El Dsm-5

DSM-I.-

En los EE.UU., el diagnóstico y la estadística científica de trastornos mentales tiene unos 63 años de historia (22). La necesidad de clasificar en psiquiatría se hizo evidente a través del curso histórico de la medicina. Muchas clasificaciones de diferente orientación, enfoque etiológico, contenido fenomenológico y otros parámetros han sido concebidas a lo largo de esa historia.. En los Estados Unidos, la primera clasificación se dio en 1840 y fue bastante simple: dos entidades, "Idiocia e Insanidad". En 1880, se reconocía por lo menos siete trastornos mentales y neurológicos: manía, melancolía, monomanía, paresis, demencia, dipsomanía y epilepsia. A partir de 1917, la Asociación Medico-Psicológica Americana, en colaboración con el Bureau del Censo, comenzaron a trabajar hacia una clasificación estadística de estas enfermedades. En 1921, la Asociación cambió su nombre a APA (*American Psychiatric Association*).Dicho sea de paso otro cambio ha sido el cambiar el logotipo de la APA del busto de Benjamin Rush que desde 1921 fue el símbolo de la psiquiatría Americana y que de ahora en adelante será usado solamente con propósitos ceremoniales. A una serpiente enroscada en el cetro de Esculapio sobrepuesta a dos hemisferios cerebrales(para resaltar al psiquiatra moderno como líder de la mente, el cerebro y el cuerpo).Este cambio se hizo efectivo en la reunión anual de la APA en Toronto, Canada el 17 de Mayo del 2015.

Un Comité de Clasificación y Nomenclatura, conjuntamente con la Asociación Médica en Nomenclatura y Estadísticas de New York, adoptaron variantes de la Clasificación Internacional de Enfermedades (ICD, sigla en inglés) de la Organización Mundial de la Salud (WHO, sigla en inglés) y publicaron, en 1952, la primera versión del Manual Diagnóstico y Estadístico de Trastornos Mentales en el país, el DSM-I (23), conteniendo un glosario de utilidad clínica. Se nota en el texto que el término "reacción psicobiologica" (acuñado por Adolf Meyer, el primer presidente extranjero de la APA, nacido en Suiza), aplicado a personalidad y trastornos psicológicos, sociales y biológicos, dominaba el texto.

Periodo Post-Segunda Guerra Mundial.

La OMS introdujo por primera vez un capítulo para los trastornos mentales en ICD-6. Contenía diez categorías, para psicosis y neurosis y otras siete para trastornos del carácter, conducta e inteligencia. Este paso fue fuertemente influenciado por el psiquiatra británico nacido en Viena Erwing Stengel. Recordemos que antes de 1952 había mucha confusión en cuanto a nomenclatura, existiendo por lo menos tres sistemas: uno el de los veteranos, otro la clasificación standard de enfermedades de 1942 y el tercero, de las fuerzas armadas. Fue entonces que el Dr. George Raines, Jefe del Comité de Nomenclatura de la APA compartió el borrador del DSM-I con un 90% de miembros, quienes lo aprobaron. DSM-I incluyó 106 entidades clínicas o "reacciones" (por ejemplo, "reacción esquizofrénica") siguiendo, como ya se ha señalado, los postulados de Adolf Meyer.

DSM-II.

Se publicó en 1968 (24) con 119paginas y agrupó 182 trastornos mentales. Es la primera edición con listado de trastornos en la infancia y adolescencia e igualmente trastornos de la orientación sexual y homosexualidad. Es importante señalar que hacia los años 70, ya existía un fuerte movimiento opuesto al listado de la homosexualidad como trastorno mental legítimo; en un momento dado, una cadena humana impidió el acceso de los miembros a la reunión anual de la APA. El resultado fue que el Comité de Nomenclatura aprobó recomendar su eliminación en la sétima impresión del DSM-II, publicada en 1970. A su vez, este texto eliminó muchos conceptos eminentemente psicoanalíticos aunque el término "neurosis" se mantuvo.

Como mi interés principal es en los trastornos por consumo de sustancias, debo mencionar que en el texto se listan los diagnósticos de Alcoholismo # 303 y el # 304 y el de dependencia a drogas, en dos páginas. Alcoholismo tiene tres sub-categorías: beber en forma excesiva y episódica (#303.0), consumo excesivo y habitual de alcohol (303.1) y adicción al alcohol (303.2). Como ejemplo, ahora anacrónico, se lista abstinencia del alcohol, como un criterio importante para la clasificación de adicción al alcohol (hoy sabemos que la abstinencia es solo un *sine qua non*, para el diagnóstico, no para la clasificación de adicción al alcohol: "El no poder mantenerse más de un día sobrio y cuando el consumo excesivo de alcohol se mantiene por tres meses o más, es razonable pensar que la adicción está establecida"). Para la dependencia a drogas se usa el código # 304 con 10 sub-categorías de acuerdo al tipo de droga usada.

DSM-III.-

En 1974, la APA designó un Comité en Nomenclatura y Estadísticas para que comience a trabajar en el diseño del DSM-III. Un aspecto importante era establecer compatibilidad con la ICD (Clasificación Internacional de Enfermedades o CIE)-9-CD que, a partir de Enero

1974 fue declarado "el Sistema oficial para el registro de todas las enfermedades, lesiones, síntomas o causas de discapacidad y muerte" en los EE.UU. Otro concepto importante fue la aclaración de que no se clasificaba a personas sino a trastornos o desórdenes que las personas padecen. Se usaron términos más descriptivos, algo más difíciles y complicados como: "Persona que tiene una dependencia al alcohol" en vez de "persona alcohólica". Igualmente y para asegurar la aplicación del modelo bio-psico-social, el DSM-III introdujo un sistema "multiaxial" de 5 ejes de clasificación. Ejes I-II (Eje I: trastornos mentales. Eje II: Retraso Mental y Trastornos de Personalidad), Eje III para los trastornos debidos a enfermedades físicas y IV-V para el listado de los estresores psicosociales, funcionamiento global y discapacidades, respectivamente. DSM-III vio la luz en 1980. La edición se revisó en el año 1985, DSM-III-R consta de 567 paginas (25). El diagnostico de Síndrome Orgánico Mental substituye al de Síndrome Cerebral Orgánico, listándose las causas físicas de éste. Igualmente, se incluye un capítulo de 20 páginas (páginas 165 a 185) para los diagnósticos inducidos por el consumo de substancias psicoactivas.

DSM-IV.-

El Comité y Grupos de Trabajo para esta edición siguió tres fases:

- Revisión de todas las publicaciones acumuladas desde la publicación de la versión anterior.
- Re-análisis de toda la data.
- Énfasis en trabajos decampo y de aplicación práctica.

Los Trastornos no especificados de otra manera, o NOS en inglés *(Non Otherwise Specified)* se aplican a diagnósticos de trastornos limítrofes en diferentes categorías. Los numerosos miembros del Comité, incluidos expertos internacionales, se esforzaron exitosamente en evitar duplicaciones e incongruencias entre el DSM-IV y el ICD-9. El Comité de unos 27 miembros, conformó 13 grupos de trabajo con no menos de cinco miembros cada uno, asesorados por 50-100 expertos nacionales e internacionales.

El capítulo relacionado a trastornos por el consumo de substancias consta de 104 páginas (191-295) Incluye categorías diagnósticas de abuso, dependencia, intoxicación, síndrome de abstinencia y trastornos inducidos por substancias, además de otro de substancias desconocidas. Así, se cuentan alcohol, anfetaminas, alucinógenos, cafeína, nicotina, opiáceos, fenilciclidina, inhalantes, sedantes, hipnóticos, ansiolíticos. Figura también la categoría de dependencia a polisubstancias (que no incluye a cafeína y nicotina) y trastornos por otras substancias (o substancias desconocidas).

El DSM-IV se publicó en el año 1994, con un total de 943 páginas. Se revisó en el año 2000, el DSM-IV-TR (26). Trece años más deberían pasar, para la publicación de DSM-5!

(Figura # 14.-)

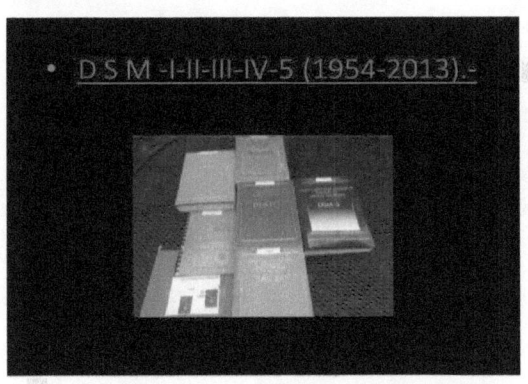

Historia del DSM

DSM: I (1952) -II-III-IV-5 (2013). Propiedad del Autor.

DSM-5. (27)

Basado en la revisión del texto en español: "Guía de consulta de los criterios diagnósticos del DSM-5 TM" (3).

El texto en inglés es el resultado de 13 años de trabajo sistemático y científico. Esta publicación es la más moderna e importante de los EE.UU, en cuanto a clasificación de trastornos mentales y trastornos relacionados con substancias y trastornos adictivos se refiere. En

la sección II y capitulo # 16, se usa como adjetivo la palabra "Adictivos" que es un buen compromiso. Como dije anteriormente, en este libro se usa la palabra Adicción (pues "al pan, pan y al vino, vino") como sinónimo de "trastornos con substancias y trastornos adictivos", a pesar de que en el Manual la palabra no se usa, debido en parte a sus connotaciones peyorativas.

Sin embargo, el nombre de la revista de adicciones más importantes en los EE.UU. es *American Journal on Addictions* y la especialidad se denomina *American Academy of Addiction Psychiatry*. El término y su significado no podían ser más apropiados e ilustrativos; adicción significa "esclavitud" y no hay enfermedad que esclavice tanto. La adicción con asfixiante opresión toma total posesión del que la padece al punto de perder la vida, la familia y su posición social. Por el contrario, el sentimiento de triunfo al haberse liberado de la adicción no tiene igual, y lo he descrito en mi libro: "Liberación de Las Adicciones" (8).

Por otro lado, el DSM-5 abre la posibilidad de dialogar con pacientes y familiares, otros médicos, estudiantes y el resto del público y mostrarles que algo positivo e importante se ha logrado con la publicación de este texto. De acuerdo a Laura Roberts (28) en su artículo: *Catedráticos de Psiquiatría. Clave en la Transición al DSM-5,* la importancia de "enseñar a los que enseñan", empezando por los residentes en psiquiatría, es crual en este aspecto.

El dar un diagnostico psiquiátrico no se debe ver solo como el dar "malas noticias". Es muy diferente decirle a un paciente "usted es un alcohólico" que explicarle "usted sufre un desorden por consumir alcohol" y darle buenas nuevas, hacer énfasis en el aspecto positivo de esta nueva clasificación y añadir: "usted puede mejorar y liberarse de su adicción y así convertirse en un miembro orgulloso, productivo y funcional de la sociedad". Se puede señalar también, para reforzar este argumento, que existen algunas adicciones "positivas"?(Siempre y cuando no sean exageradas) como el coleccionar objetos, monedas, practicar ejercicios físicos, etc.

La APA ha publicado también en Mayo 2015 un libro titulado *"Understanding Mental Disorders: your Guide to DSM-5"* (29). Dedicado a pacientes y familias en lenguaje simple y claro, este es un libro que muchos necesitábamos por años. No se concentra en un solo tópico sino que ofrece una visión actualizada y en conjunto de los trastornos mentales en general. No me cabe la menor duda que este libro contribuye mucho a borrar el estigma. Aplaudo muy efusivamente a la APA por esta iniciativa tan necesaria e importante.

El DSM-5 tiene casi mil páginas, 947 exactamente.. Como un nuevo calendario que se abre al iniciar un nuevo año, este libro es una experiencia remozada y refrescante. Requirió el esfuerzo gigantesco de más de cien expertos, trece grupos de trabajo con diez miembros cada uno y cuatro comités independientes. Armoniza con el ICD-1,(que es el código diagnostico oficial en EE.UU. desde Octubre del 2014) y ICD-11. Tiene un enfoque de desarrollo dimensional. Para eliminar redundancias, ya no se necesitan los 5 ejes del DSM-IV pues el individuo no está compartamentalizado en secciones mental, física y social, funciona como un todo. Debe pensarse en forma holística.

Para el lector ávido se presenta a continuación un resumen del DSM-5, con énfasis en Adicciones:

Sección II.- Capitulo # 16: "Trastornos Relacionados con Substancias y Trastornos Adictivos", páginas 481-589 (108 paginas)

Sección III.-Propósito, incluyendo medidas para evaluar la mejoría del paciente. Con enfoque cultural. Tablas # 1-2.

WHODAS: www.who.int/classifications/icfwhodasii/en: Cuestionario que ayuda a determinar el grado de discapacidad.

Entrevista para la Formulación Cultural y Glosario de Conceptos Culturales de Distrés. (Ver Ataque de Nervios, página # 833).

Modelo alternativo de Trastornos de Personalidad.

Condiciones y consideraciones para un uso futuro: Síndrome de psicosis atenuada/Episodios Depresivos de Duración Corta, hipomanía/Complejo Persistente por Perdidas/Trastornos por el Consumo de la Cafeína/Internet/Gaming/Trastornos Neuroconductuales por Exposición Prenatal al Alcohol/Trastornos de Comportamiento Suicida/Trastornos Auto-destructivos No-suicidas.

Condiciones e investigación para uso en el futuro (*Research Domain Criteria* o RDoC): Circuitos neuronales envueltos. Considerándose esta la psiquiatría del futuro.

Internet:www.nimh.nihgov/research-funding/rdoc/Index.

Los cambios y adiciones más importantes en el campo de las adicciones son los diez siguientes:

1.- Como revelador concepto central se incluye entre las adicciones el juego patológico *("gambling"* en inglés) ya que se considera que involucra los mismos circuitos cerebrales que en las otras adicciones.
2.- No más distinción entre abuso y dependencia, ambos forman parte de las adicciones. Los diagnósticos huérfanos de dos síntomas de dependencia y ninguno de abuso, se han desvanecido.
3.- Se elimina el síndrome de abstinencia como criterio diagnóstico. La respuesta farmacológica que el cuerpo da a la receta apropiada de medicaciones administradas por médicos, no tiene nada que ver con la adicción. Se eliminan muchos diagnósticos falsos de adicción o "pseudoadiccion".
4.- Síntoma crucial de las adicciones: "ansias" (en inglés, *Craving*) se incluye dentro del criterio diagnóstico y ayuda con una C más al grupo de 4 C's.
5.- Como si hubiésemos descubierto la América, se incluye la abstinencia al cannabis y a la cafeína.
6.- Se ha añadido el diagnostico de trastorno por el consumo del tabaco.
7.- La escala de gravedad incluye tres tipos: Leve, Moderada y Grave.
8.- Se elimina el diagnóstico de polidependencia a drogas y el especificador del síndrome de abstinencia con síntomas físicos.
9.- La remisión puede ser de dos tipos: Inicial de 3-12 meses y Continuada 12 meses o más.
10. Clarificación del texto de remisión y especificación de si es: En un entorno controlado o En Terapia de Mantenimiento; es necesario

también especificar el medicamento, por ejemplo en medicamento antagonista opiáceo: naltrexona o medicamento agonista opiáceo: metadona o buprenorfina. En el caso de Tabaco: Bupropion o Vareniclina.

Las 4 C's (inicialmente se describieron tres) (30) con el añadido de *craving* son ahora parte de los criterios diagnósticos que van del # 1 al # 9(Tolerancia y abstinencia no se incluyen):

C: de Craving. Síntomas # 1-4

C: de Compulsión o uso repetido. Síntoma # 5

C: de uso Continuado. Síntomas # 6-8

C: de uso a pesar de Consecuencias biopsicosociales negativas. Síntoma # 9.

Las 3 C's que se refieren al grado de severidad de las adicciones, con puntajes específicos, son: (Figura # 15.-)

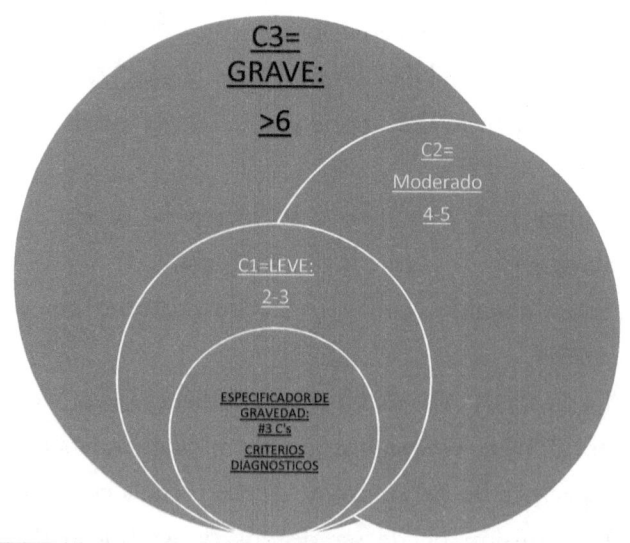

C1=2-3 C's: severidad Leve

C2=4-5 C's: severidad Moderada

C3=Mas de 6 C's y otros síntomas que no empiezan con C: severidad Grave

Después de casi 70 años, estos diez cambios reflejan un progreso muy grande, alcanzado gracias a la evidencia basada en investigación científica seria. Estos avances son realmente alentadores.

En cierto modo, puede decirse que la Casa Blanca se ha sumado a nuestros esfuerzos, pues por fin ha declarado que las adicciones son enfermedades cerebrales crónicas. Tal es el dictamen de la ciencia por lo que nuestro deber es continuar informando y educando al público. El DSM-5 ha sido publicado y está disponible para todos. Se cuenta también conel libro *Understanding Mental Disorders: Your Guide to DSM-5* escrito en lenguaje claro y simple para el público en general. Este es otro paso muy importante en la lucha contra el estigma!

PUNTOS CLAVES.-

- **El DSM-I se publicó hacia mediados del siglo XX (año 1952).**

- **En el DSM-II del año 1970, se eliminó la homosexualidad como trastorno mental.**

- **En el DSM-III se incluyó el sistema multiaxial de 5 ejes en los criterios diagnósticos (sistema considerado obsoleto en el siglo XXI).**

- **El DSM-IV tiene 943 páginas.**

- **Finalmente en Mayo del 2013 se publicó el DSM-5, la clasificación de trastornos mentales más actualizada en los EE.UU.**

- **Las 4 C's para el criterio diagnóstico de las adicciones y las 3 C's para su grado de severidad, como ayuda mnemotécnica son claramente descritos.**

IV. El Estigma Y Los Trastornos Causados Por El Consumo De Alcohol

<u>Introducción y Evaluación del Riesgo de Adquirir un Trastorno por el Consumo de Alcohol:</u>

El alcohol tiene una presencia universal y es prácticamente la substancia psicotrópica legal de uso más frecuente, después de la cafeína. En los EE.UU. se calcula que el 90% de la población en algún momento de su vida ha probado alguna bebida alcohólica. La prevalencia de los trastornos causados por el consumo del alcohol seria de un 12% entre hombres, aproximadamente 17 millones de personas.

Desde el punto de vista histórico, en pictografías egipcias se evidencia la presencia del vino hace 4.000 años. El alcohol es considerado como "un lubricante social" y, si añadimos el hecho de que el alcohol en uso moderado puede aumentar el "buen colesterol" (HLD en inglés) que ayudaría a prevenir hemorragias cerebrales, se reconoce, efectivamente, un efecto beneficioso bajo tales condiciones.

¿Cómo podemos saber si estamos en riesgo de tener predisposición genética para poder evitar trastornos causados por el consumo del alcohol?. Tres factores pueden ayudarnos:

Primero, el tener una historia familiar positiva para el desarrollo de estos trastornos. Si existe un padre o un abuelo con alguno de los diagnósticos descritos arriba, el riesgo genético ascendería a 25-50 %. En el caso de ambos padres con este trastorno, el riesgo es cerca de 80% y el consejo más sano es que no se consuma ningún tipo de bebidas alcohólicas. Sin embargo esta es una simplificación de los factores genéticosya que estudios recientes señalan un cuadro más complejo con el descubrimiento de nuevos genes vinculados a este riesgo. (*Genome-Wide Association Study* o G-WAS) (31).

Segundo, ya no en el área de prevención sino de tratamiento, existen marcadores genéticos que indican posibilidad de respuesta favorable a ciertos medicamentos una vez desarrollado el trastorno. En el caso de la naltrexona, la presencia del gene OPRM1 con su alelo Asp40 (10), entraña la posibilidad de una muy buena respuesta a esta medicación, con abstinencia resultante, es decir el abandono de la bebida. Igualmente, para el acamprosato (32), el gene GRIN2B presente en el código genético del NMDA(Aspartato-D-metil-N), ayudaría a disminuir la apetencia por el alcohol con un consiguiente menor riesgo de recaída. Si estos medicamentos están contraindicados o no producen respuesta eficaz, se puede probar el topiramato (para el cual también actualmente se están tratando de identificar marcadores genéticos) que debe comenzarse con dosis bajas a ser aumentadas gradualmente para evitar el efecto ""Dopomax" con problemas secundarios en memoria y concentración. Por otro lado, esta medicación está contraindicada si hay historia de litiasis renal o riesgo de acidosis metabólica o glaucoma de ángulo cerrado; en este caso se podría, según Batki (33), usar Neurontin o Gabapentin en dosis de 600 mg tres veces al día y observar por sedación y edema. Estas dos últimas medicaciones, topiramato y Gabapentin deben ser usadas solamente si las aprobadas por el FDA (naltrexona, acamprosato y disulfiram) no dan resultado.

Tercero: Finalmente la tomografía por emisión de positrones (PET, en inglés) puede evidenciar una deficiencia dopaminergica en la corteza frontal del cerebro. Es otro marcador biológico de la neuroimagenologia que señala riesgo o causa (aún no se sabe bien cuál) de trastorno por el consumo de alcohol (9).

De los factores mencionados, el primero nos ayudaría a prevenir la incidencia del trastorno (prevención primaria), en tanto que el segundo y tercero permitirían elegir la mejor medicación para su tratamiento (prevención secundaria y terciaria).

Recordemos que cuando menor es el estigma, mayores son las posibilidades de tratamiento y prevención.

Casos Célebres:

A continuación se revisa el estigma en relación al daño irreparable que los trastornos causados por el consumo de alcohol han causado en ciertos personajes célebres. La implicación es que de no existir estigma, tales casos se podrían haber prevenido. Felizmente, hay también ejemplos de celebridades que han triunfado contra su adicción.

El primero es el del autor y escritor, Ernest Hemingway (34)

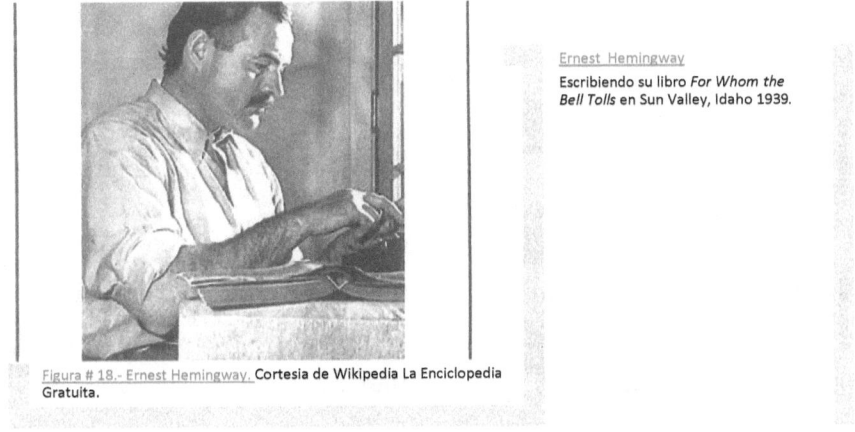

Figura # 18.- Ernest Hemingway. Cortesia de Wikipedia La Enciclopedia Gratuita.

Ernest Hemingway
Escribiendo su libro *For Whom the Bell Tolls* en Sun Valley, Idaho 1939.

Fig. # 16)

Ernest Hemingway nació el 21 de Julio de 1899, en Oak Park, un suburbio de Chicago. Hijo de médico y madre dedicada a la música, fue un alumno excelente en Inglés. Durante la primera guerra mundial y a la corta edad de 18 años fue condecorado por el gobierno Italiano con la medalla de plata al valor por el coraje demostrado como chofer de ambulancia. Esta experiencia le sirvió para escribir *"For Whom the Bell Tolls"*. Recibió el Premio Nobel de Literatura en 1954. Escribió siete novelas, seis cuentos o historias cortas y dos trabajos de no ficción. Póstumamente, se publicaron además tres novelas, cuatro historias cortas y tres obras premiadas.

Se casó cuatro veces. Siempre fue atraído por mujeres mayores que él. Después de su segundo matrimonio escribió *"El Viejo y el Mar"*. Durante un safari en África, su vida corrió peligro mortal y dos accidentes de aviación le dejaron un síndrome doloroso crónico por el resto de su vida.

En 1960 viajo de EE.UU. a España, para ser fotografiado en la portada de la revista *Life*. Originalmente iba a escribir un libro de 10.000 palabras pero, por primera vez, se encontraba muy desorganizado. De vuelta en Cuba, Hemingway pidió ayuda a A.E.Hotchner, quien viajo a la isla para ayudarle a pulir y editar el libro en unas 40,000 palabras, aunque la versión final del libro tuvo 130,000. Hotchner lo encontró "abrumado por las dudas, desorganizado y confundido", sufriendo con problemas visuales. Es posible que en aquella época se encontraba en la fase depresiva con rasgos mixtos, de su enfermedad bipolar.

Mientras se encontraba en España estuvo "muy enfermo y a punto de morir", lo cual produjo ataques de pánico a su mujer, Mary, que había permanecido en New York. Poco después, sin embargo, Mary recibió un cable: "Informes falsos. En ruta de España. Amor. Papa". Es probable que Hemingway se encontraba seriamente enfermo y solitario ocultándose en el silencio, a pesar de haber recibido los primeros pagos por su obra *"The Dangerous Summer"* a ser publicada en *Life,* en Setiembre, 1960.

En Octubre, de regreso de España a New York, se negaba a salir del departamento de su esposa y se sentía paranoide, vigilado por el FBI. Rápidamente su esposa lo llevo a Seen Valley, Idaho donde el Dr. George Saviers, médico de la familia, recomendó hospitalización en la Clínica Mayo de Rochester, Minnesota. Allí recibió 15 ECT's *(Electro Convulsive Therapy)* y fue dado de alta "en ruinas", solo para ser nuevamente internado y recibir más ECT's, que aparentemente fueron igualmente inefectivos.

Posteriormente y después de un intento de suicidio, volvió a la Clínica Mayo para recibir más ECT's, siendo dado de alta por segunda vez a comienzos de Junio de 1961. Finalmente, se produjo un desenlace muy lamentable y trágico, al suicidarse disparándose un balazo de escopeta en la cabeza.

A la distancia y con la experiencia actual, pudiera decirse que estos eventos trágicos, un año después de que Hemingway y Mary abandonaron Cuba, podrían haberse prevenido si se hubiera contado entonces con litio, medicación que, se sabe hoy, tiene un efecto anti-suicida (35).

Los últimos trágicos años de la vida de Hemingway fueron, de hecho, muy parecidos a los de su padre que también se suicidó. Su hermana Úrsula, su hermano Leicester y su bisnieta Margau (esta última el 1º. de Julio del 2006) corrieron la misma suerte.. Un total de 5 suicidios en la familia.

Algo muy similar sucedió a la familia de Eugene O'Neill, otro ganador estadounidense del Premio Nobel de Literatura (por su obra *Long Day's Journey into Night*) (36).

O'Neill, con una historia familiar positiva para trastornos por el consumo de alcohol y suicidio, tuvo tres suicidios en su familia. Que se sepa ninguno de ellos fue diagnosticado con trastorno por el consumo de alcohol. Hemingway y O'Neil no recibieron litio ni fueron referidos a reuniones de Alcohólicos Anónimos.

Permítaseme una digresión histórica acerca del litio. Descubierto en el siglo XIX (37), se usó para el tratamiento de la gota ya que disuelve los cristales de ácido úrico. En Australia, John Cade lo "redescubrió" y usó eficazmente en 1949 para el tratamiento de manía. En EE.UU. fue aprobado por la FDA para el tratamiento de la manía, recién en 1970. Su difusión y aceptación como estabilizador del ánimo y por su acción antisuicida se debe a los esfuerzos del investigador danés Morgen Schou y de Paul Baastapa en Europa y de Samuel Gherson y Baas Bishop (38) en los Estados Unidos.

¿Cómo es posible que semejante tragedia haya sucedido en las familias de Hemingway y de O'Neill?, ¿Se le podía haber prevenido?, ¿Se les podía haber salvado la vida?, ¿Se les podía haber tratado eficazmente?. Son preguntas sin respuesta. Sin embargo, me atrevo a asegurar que el estigma contra el trastorno por consumo de alcohol y el reto de sus comorbilidades, tuvieron mucho que ver con este desenlace tan trágico y triste.

Actualmente, se está tratando de identificar un metabolito cerebral del sulfato, que puede estar codificado por un gene indicador biológico del riesgo de suicidio. Un artículo al respecto publicado el año pasado en la revista *Discover,* fue elegido como uno de los 100 mejores trabajos publicados en el año 2014 (39)

En cuanto al temible suicidio, de acuerdo a María Oquendo (Presidenta Electa de la APA) y sus colaboradores, los marcadores biológicos tienen que ver con respuestas al estrés y cambios en el sistema serotoninérgico (40). Este es un ejemplo de hallazgos que en el futuro nos permitirán prevenir tragedias como las ocurridas en las familias de Hemingway, O'Neill o como el caso más reciente de Robín Williams. En un futuro no muy distante podremos tal vez usar también la ketamina para mitigar el riesgo de suicidio (41).

Las comorbilidades psiquiátricas y médicas presentan retos difíciles, pero no imposibles, para su diagnóstico y tratamiento. Sus riesgos se pueden trazar en la historia de Hemingway, quien desde joven sufrió numerosos accidentes y enfermedades. Después de su accidente aéreo en Nairobi, África presentó una gran variedad de: ántrax, dos vértebras rotas, hemocromatosis, una fractura de cráneo, rupturas del hígado y el riñón, obesidad, hipertensión, diabetes tipo II e innumerables accidentes, desde costillas rotas hasta conmociones cerebrales. Estas afecciones empezaron en los años 1920 y, sin tratamiento, siguieron su incesante curso devastador y mortal. Hemingway murió a los 61 años de edad. La pregunta es válida: ¿Qué rol jugo el alcohol en todos estos accidentes y entidades clínicas?

Entre las comorbilidades médicas, debemos anotar la hemocromatosis que él y su padre sufrieron y que, entre otros problemas, previene el metabolismo normal del hierro. No quepa duda alguna de que esta enfermedad afectó también el SNC (Sistema Nervioso Central), al extremo que el mismo leyó noticias prematuras de su muerte ("Obituarios erróneos"). Es posible que tuvo lugar una constante lucha interna entre la vida y la muerte. Lamentablemente, al final el demonio venció, pero nosotros no debemos darnos por vencidos. Paradójicamente, Hermingway estaba probablemente embelesado con esta lucha: lo demuestra su morbosa fascinación con las corridas de toros en España.

Acompañado por su esposa Hadley, asistió al Festival de San Fermín en Pamplona, España, donde se lleva a cabo la famosa carrera de los toros. En sus obras se pueden traslucir vestigios de su lucha interna: *"Muerte en el Atardecer"* o *"Las Nieves sobre el Kilimanjaro"* (42). En su lucha interna, el consumo excesivo del alcohol balanceó negativamente el peso de la balanza y contribuyó a su muerte. Solamente y "de pasada" sus biógrafos mencionan "crisis de ingestión de alcohol" desde los años 20 y, luego, "muchos años de haber bebido demasiado". A pesar de haber estado confinado en cama muchas veces, él continuó luchando.

En el año 1954, se le otorgó muy merecidamente el Premio Nobel de Literatura por su magistral novela *"El Viejo y el Mar"*. Tal vez si se le hubiese tratado efectivamente, el mundo hubiese podido gozar por unos 20 años más de su prolija y rica contribución literaria. No tengo la menor duda que el estigma y el difícil tratamiento de todas sus comorbilidades contribuyeron a su trágico fallecimiento. En el futuro y gracias a los avances médicos, pienso que esta prevención podrá hacerse realidad.

Concluiré esta sección con buenas nuevas. La esposa del ex-presidente Bush, Betty Ford, logró superar exitosamente su adicción al alcohol y luego fundar el "Centro Betty Ford" que sirve de modelo a muchos otros dedicados al tratamiento de trastornos causados por el consumo de sustancias.

Cuando el estigma es removido de la ecuación, el tratamiento y la prevención son posibles. Los trastornos por el consumo de sustancias y otros trastornos mentales, al igual que cualquier otro desorden médico, pueden ser tratados y deberán ser prevenidos.

Tres medicaciones han sido aprobadas por la FDA para el tratamiento de los trastornos por el consumo de alcohol. Se describen enseguida:

DISULFIRAM/NALTREXONA/ACAMPROSATO:

Las tres medicaciones aprobadas por la FDA para el tratamiento del alcoholismo son disulfiram, naltrexona y acamprosato (Figura # 18). Estas son medicaciones desconocidas por algunos profesionales y relativamente poco utilizadas en los EE.UU. Solo un tercio de los pacientes con desórdenes por el uso de alcohol reciben algún tipo de tratamiento y solo un 10% reciben alguna de estas medicaciones. Informes recientes indican que tanto la naltrexona como el acamprosato tienen la misma efectividad cuando usadas conjuntamente con el enfoque bio-psico-social y logran que los pacientes no vuelvan a beber. Sobre todo el acamprosato tiene buen efecto en evitar el síndrome de abstinencia prolongado (meses), por el equilibrio que produce en los niveles y funcionamiento de los neurotransmisores. Estas medicaciones, usadas efectivamente, reducen los accidentes automovilísticos y muchos otros traumas y otras comorbilidades y aumentan la calidad de vida. Asimismo, disminuyen el riesgo de contraer cáncer, depresión o exhibir conducta suicida (43).

Muchos estudios deben "tomarse con pinzas", especialmente aquéllos que no corroboran la eficacia del disulfiram. Un estudio de meta-análisis patrocinado por la *Agency for Healthcare Research and Quality* cubriendo un total de 22,803 pacientes. ¿Cómo trabajan estos medicamentos, cuál es su mecanismo de acción?, ¿Para qué tipo de pacientes están indicados?. Si las medicaciones bajo comparación muestran resultados similares, los médicos deben usar otros criterios tales como costo, disponibilidad, efectos secundarios y contraindicaciones para elegir una de ellas. Otra consideración importante es la historia familiar de respuesta al medicamento y hallazgos farmacogenéticos pertinentes. Finalmente, medicamentos aun no aprobados por la FDA pero efectivos en ciertos pacientes son topiramato, gabapentin, nalmefene y ácido valproico, este último de acuerdo a Shalloum (44). Se presenta a continuación una breve descripción de estos compuestos.

Figura # 17.- Triángulo de Medicamentos para Trastornos causados por el consumo de alcohol.-

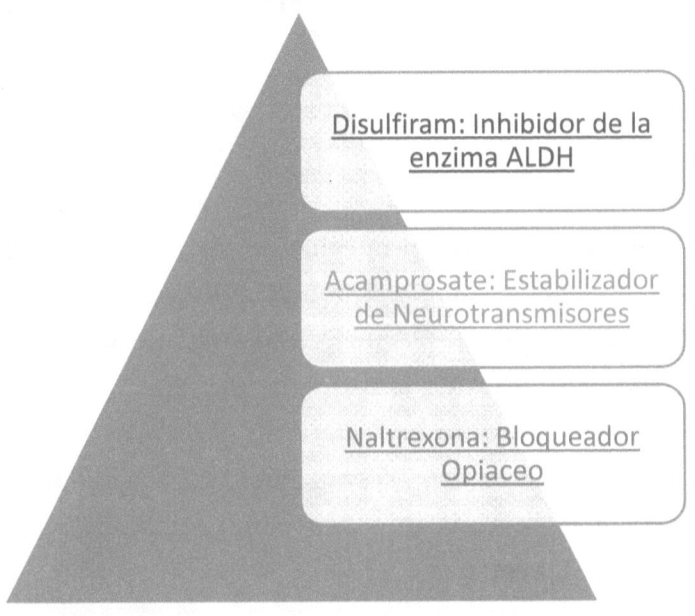

El <u>Disulfiram</u> **fue descubierto por Erik Jacobsen y sus colaboradores en 1948 (45) cuando, por casualidad, estudiaban un producto antiparasitario y los trabajadores que lo consumían reportaron síntomas desagradables al beber alcohol. Su mecanismo básico de acción es el bloqueo de la enzima acetildehidrogenasa, proceso que entonces <u>causa la acumulaci'on de acetaldehído al consumirse</u>**

Figura # 18.- El Síndrome del Acetaldehido por bloqueo de la enzima ALDH con Disulfiram.-.

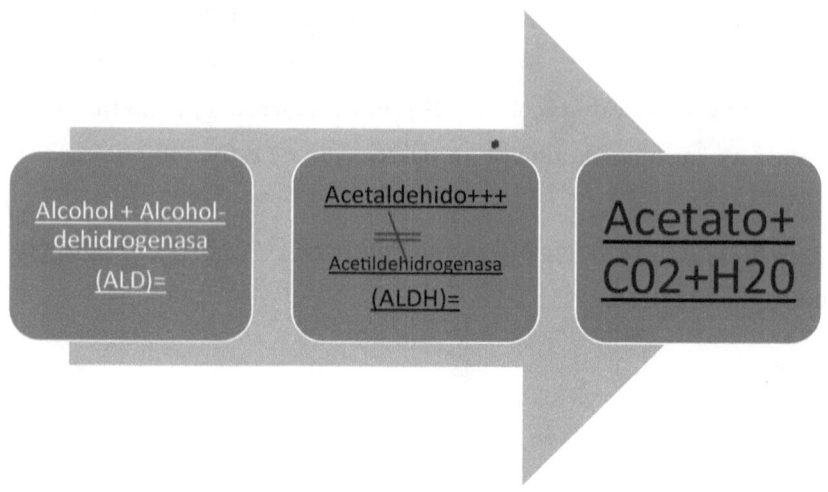

alcohol. La reacción así producida se llama "<u>Sindrome del acetaldehido</u>", caracterizado por síntomas tales como cefaleas, náusea, colapso cardiovascular, depresión respiratoria, vasodilatación con enrojecimiento de la cara y parte superior del tórax, convulsiones y, eventualmente, la muerte del paciente. Se da en dosis de 125 a 500 mg. pero por lo general se prefiere 250 mg, pues 500 mg produce muchos efectos secundarios aun cuando se acepta que es la dosis que bloquea la enzima casi totalmente.

Después de haber experimentado esta reacción desagradable, el paciente desarrolla un reflejo condicionado de temor a volver a beber alcohol por el recuerdo nada placentero de aquellos síntomas: se frena así el uso del alcohol. El efecto de disulfiram dura unas 33 horas, pero se aconseja que no se beba alcohol por un par de semanas después de la última dosis. Solo se debe administrar a personas muy motivadas <u>que lo soliciten;</u> los pacientes y sus familiares deben estar debidamente informados de los riesgos y beneficios. Es necesario supervisar la ingesta diaria de la medicación por parte del paciente, el cual debe llevar un carnet de identificación con el nombre y teléfono del médico que la prescribió. El tratamiento para el síndrome del acetaldehído incluye oxigeno, antihistamínicos, vitamina C endovenosa y efedrina. ¿Cuán efectivo es el disulfiram?: un sondeo hecho por Jorgensen (46) revisando 11 estudios a doble ciego concluye que es superior al placebo. Cuesta $154 al mes.

Acamprosato: "Campral" es el nombre de fábrica y se administra en dosis de 333 mg, tres tabletas, tres veces diarias, régimen que requiere bastante disciplina por parte del paciente. Acamprosato equilibra los neurotransmisores del GABA y estimula el receptor NMDA ya que el alcohol produce una desensibilización de los receptores que, entonces, responden más a los estimulantes. Tiene efecto agonista con el GABA y tendría también un efecto de neuroproteccion contra los efectos dañinos y letales del alcohol. Abre los canales de entrada al ion Cloro y tiene menos riesgo de dependencia que las benzodiacepinas. No funciona sino después deque el paciente ha sido desintoxicado y es eficaz para el síndrome de abstinencia prolongado. En los EE.UU. fue aprobado por la FDA en Julio del 2004, pero en Europa lo está desde 1989. Es más efectivo cuando se le usa en pacientes con trastorno por el consumo de alcohol que cuentan con sólido apoyo familiar y adecuado seguimiento en la comunidad por profesionales de salud (47). Produce efectos secundarios tales como flatulencia, cefaleas, diarrea. Su efectividad ha sido comprobada y algunos lo comparan a naltrexona. Cuesta aproximadamente $250.00 mensuales. Su mecanismo de acción se da a través del glutamato (48), disminuyendo el síndrome de abstinencia que ocurre después que se ha dejado de beber. Por el contrario, los sistemas opioides y dopaminérgicos son los involucrados en el síndrome de abstinencia de refuerzo que se inicia cuando se está bebiendo.

Naltrexona es un antagonista opiáceo que bloquea la producción de opiáceos producidos por el alcohol. Está indicado en el tratamiento de los trastornos por el consumo de alcohol y opiáceos (49). No debe confundirse con la naloxona que se usa en casos de urgencia para el tratamiento de la sobredosis por opiáceos. Se le conoce con el nombre comercial de "ReVia" o "Depade". El tratamiento cuesta unos $100 dólares por mes. Por otro lado, en un estudio serio y muy importante, COMBINE, (50) se demostró su utilidad cuando usado por los médicos de atención primaria, siempre y cuando esté asociado a un modelo biopsicosocial y asistencia a reuniones de AA. Se recomienda buscar reuniones en las cuales los asistentes tengan algo en común con el paciente. En su forma intramuscular que asegura mejor la adherencia al tratamiento, naltrexona viene en inyecciones de 380 mg. Con el nombre de "Vivitrol", el manejo cuesta en esta forma unos $ 1.100 dólares al mes. A este respecto, la revista FIX publicó un artículo algo sarcástico con el título "¿Es mejor que nada, pero gastar 1.100 dólares al mes, es mejor?" (51).

El estudio farmacogenético permite la identificación del gene OPRM1 que garantiza una repuesta efectiva (según cierta información este test costaría unos $200 dólares a las compañías aseguradoras). Este gene existe en un 30 % de personas de raza blanca, en 60-70 % de Asiáticos y frecuentemente está ausente en personas de raza negra. En cuanto a su efectividad, 14 estudios en el año 2010, evaluaron la efectividad de naltrexona comparándola con placebo; se evaluaron en total 2107 personas en 5 ciudades, habiéndose probado claramente su efectividad. El ex-director de NIAAA Gordis (52) manifestó al respecto: "En resumen, creo que es un medicamento útil que permite la abstinencia en personas que tienen un trastorno por el consumo de alcohol, rompe el círculo vicioso de las recaídas y permite el uso de otras terapias de apoyo, de manera que el individuo se transforme en una persona productiva".

Elección de la Medicación Apropiada para el Tratamiento de los Trastornos por el Consumo de Alcohol:

Resumiendo, es importante discernir a quién se va a dar cuál medicación. La historia familiar de respuesta previa ayuda mucho, así como los tests farmacogenéticos.

Un triángulo de decisión ayuda para seleccionar entre los tres medicamentos.

<u>Primero, Naltrexona:</u> Es el medicamento preferido y de elección si hay una respuesta familiar o farmacogenética positiva y, sobre todo, si el paciente también tiene también trastorno por el uso de opiáceos. En este caso se estarían "matando dos pájaros de un tiro"..

<u>Segundo, Acamprosato</u>: Para casos moderados de trastornos causados por el consumo de alcohol y para pacientes que muestran la suficiente disciplina como para tomar tres tabletas, tres veces al día. Se administra después de que el paciente ha sido desintoxicado y para la abstinencia prolongada que dura algunos meses. Su mecanismo de acción se basa en el restablecimiento del equilibrio de los neurotransmisores.

<u>Tercero: Disulfiram: S</u>olamente cuando los dos anteriores medicamentos han fallado, se usa el disulfiram y exclusivamente con personas y familias que entiendan los riesgos y beneficios de esta medicación y, además, cuando su ingesta es supervisada. Está contraindicado en pacientes con afecciones cardiovasculares o respiratorias serias.

<u>Tratamiento no farmacologico de los Trastornos por el Consumo de Alcohol:</u>

Mucho tiempo antes que las medicaciones anteriores fueron producidas y utilizadas, tuvo lugar un evento prácticamente revolucionario por su trascendencia en la lucha contra la adicción al alcohol. Me refiero a la revelación de que los fundadores de AA, <u>Bob Smith y</u>   Bill Watson lograron su recuperación total del trastorno por consumo de alcohol de manera efectiva y sin usar medicamentos. Una breve reseña histórica de su hazaña es indispensable.

El 10 de Junio de 1935 fue el día en el cual Bob Smith (53) bebió su último trago. Tal es la razón por la esta fecha marca la celebración del aniversario de la fundación de Alcohólicos Anónimos. Bob era un bebedor consuetudinario desde sus épocas de estudiante universitario; en cierta ocasión, durante una de sus ingestas exageradas de alcohol, sus compañeros tuvieron que llamar a su padre para lograr su recuperación. A pesar de su adicción logro obtener su título de MD. Con excepción de un par de años de internado, nunca estuvo sobrio por más de un día. Su primer amor, Anne, esperaba un milagro y aceptó casarse con él. El milagro ocurrió después de un año de beber con exageración y cuando Bob se las arreglaba para mantener tanto a su esposa como a su adicción: conoció al agente de bolsa de New York, Bill Wilson, quien sería su ángel salvador.

Bill se encontraba en Akron Ohio donde Bob vivía. Después de un fracaso en sus negocios que lo llevó a beber con más inytensidad, había descubierto que tanto a él como a otros con trastorno por el consumo de alcohol, las ansias de beber disminuían cuando hablaba con otras personas que también tenían el mismo problema. Bill había experimentado "un despertar espiritual" o lo que, más recientemente, se ha llamado "Experiencia espiritual extraordinaria" (54). (Neurobiológicamente hablando, sería un evento durante el cual posiblemente se descargan en el cerebro neurotransmisores cicatrizantes, tales como la ocitocina u otros opiáceos actualmente desconocidos). Afortunadamente para ambos, su encuentro en Akron, sus conversaciones compartiendo experiencias comunes y hasta dolorosas hicieron que desde entonces, cuando ambos sentían ansias por beber, se buscaban el uso al otro e iban en busca de otras personas con el mismo problema, a las cuales motivaban del mismo modo, logrando que dejasen de beber. Esta tarea altruísta y sin par, empezó a dar poco a poco resultados increíbles.

Los beneficiados de esta prédica fueron de cientos a miles y luego a millones. La fama de Bill y Bob se extendió a muchas otras ciudades y luego al resto del mundo. Tales fueron el nacimiento y la historia inicial de AA. En Akron, ambos visitaron en los hospitales a no menos de 5000 individuos con trastornos por beber alcohol. El libro publicado por Alcohólicos Anónimos, alcanzó su décimo tercera edición el año 1951. Lo dicho: millones de personas en EE.UU. y en el mundo entero, siguiendo su ejemplo y su inspiración, encontraron nuevamente el camino hacia la salud y la felicidad.

Bob soñaba con comprarse un convertible hasta que, por fin, lo hizo. Quienes la vieron, describieron la escena inolvidable de verlo manejando su convertible amarillo con la capota baja y los cabellos al aire, acelerando y frenando en las calles de Akron. Lamentablemente, murió un año después de aquella compra, a la edad de 71 años debido a un cáncer de colon; quiso ser enterrado en ceremonia modesta y pidió que se le recordara con una simple placa al señalar: "Yo y mi esposa solo queremos algo sencillo". En el Hospital St. Thomas de Akron, existe una pequeña placa recordatoria colocada en la sala para pacientes con trastornos por el consumo de alcohol. Pero el mensaje espiritual de estos dos pro-hombres es universal: "Compartir frecuentemente la experiencia, dar esperanza y fuerzas para estar activo y sobrio, un día cada vez. Con un apretón de manos, una sonrisa y un abrazo, por el resto de la vida".

De acuerdo al texto *Substance Abuse Treatment* de la Asociación Psiquiátrica Americana (55) en su capítulo # 35, se estima que el trabajo de AA se ha extendido a unos 150 países. Más de dos millones de personas asisten a las reuniones y existen unos 100,000 grupos en todo el mundo. Una reciente encuesta de AA, señala que un 35 % de las personas que asisten a las reuniones se mantienen sobrias por más de diez años. Este es un legado realmente único y universal.

La relación entre el famoso psicoanalista Carl Jung y AA, fue a través de un predecesor de Bill, Roland H. a quien Jung dijo: "La única esperanza para que dejes de beber es que tengas una experiencia de despertar espiritual".

¿Qué podemos extraer de este relato de Bob, sobre su conversación con Bill?: "Encuentro a alguien, un extraño de New York que no predica ni hace preguntas, simplemente me cuenta las experiencias fascinantes y aterradoras de su beber desenfrenado. Y cuando Bill se paró para despedirse, me dijo cuan agradecido estaba porque yo le había escuchado. Bill dijo: 'Llamé a Henrietta (la dueña de la casa donde esta conversación tuvo lugar) porque necesitaba hablar con otra persona con trastornos por el consumo de alcohol. Te agradezco a tí mucho más que tú a mí. Gracias por haberme escuchado. Ahora sí sé que no volveré a tomar otro trago, te doy las gracias'. Mientras lo escuchaba, solo asentía con la cabeza y pensé, 'Es exactamente lo que me pasa a mí'. Instantáneamente deje de padecer y mis ansias de beber se disiparon completamente. Después de escucharle y, gracias a Dios, este tipo de New York también me escuchó a mí y así por primera vez en su vida Bob abrió su corazón".

¡En esta conversación no hay nada de estigma, sino puro altruismo, ese que desencadena neurotransmisores cerebrales liberadores!

PUNTOS CLAVES

> ➢ El alcohol está presente en todo el mundo, su consumo con moderación tiene efectos beneficiosos y, en exageración, causa graves trastornos.

➢ Tres medicinas han sido aprobadas por la FDA para el tratamiento de los trastornos causados por el consumo del alcohol: naltrexona, acamprosato y disulfiram.

➢ Las buenas nuevas son Bob Smith y Bill Watson, quienes fundaron AA en 1935, al experimentar una "Experiencia Espiritual Extraordinaria" que sin duda moviliza neurotransmisores cicatrizantes, liberadores y hasta ahora desconocidos. Ellos por su parte se mantuvieron sobrios por el resto de sus vidas y sin consumir medicamentos.

V. Estigma Y Los Trastornos Por El Consumo De Estimulantes (Cocaína)

El origen de la cocaína nos transporta a ruinas de hace 8.000 años, encontradas en la zona andina del Perú y que confirman el uso comunal de las hojas de coca (56). La masticación de las hojas de coca es tradicional en Perú y Bolivia. La cocaína es uno de los 14 alcaloides extraídos químicamente de las hojas de coca. El químico que aisló la cocaína fue el alemán A. Niemann en 1859 (57). A pesar de los poderes tipo panacea que muchos han atribuido a la cocaína, uno solo es cierto: el de ser un excelente anestésico local. Este hecho fue descubierto por el oftalmólogo alemán Carl Koller quien experimentó en sus propios ojos, al colocarse una solución de cocaína en la conjuntiva y punzarlo con alfileres. Koller presentó su ponencia oficial en el Congreso de Oftalmología de Heidelberg en Septiembre 5 de 1884 (58), luego de lo cual fue declarado "Benefactor de la Humanidad". Era contemporáneo de Sigmund Freud, neurólogo y fundador del Psicoanálisis. Freud escribió un artículo clásico titulado "Uber Coca" en 1884 (59). En este minucioso trabajo, describe muchas de las propiedades de la cocaína, siendo solamente una la acertada, la que la calificó como un estimulante.

Las hojas de coca al ser masticadas liberan cocaína mucho menos potente que cuando inhalada y que demora entre 30-45' en llegar al cerebro. En cambio, la inhalación por la nariz o el fumar cocaína, en forma de *crack* o paco (pasta básic de cocaína) llega al cerebro en unos 5", es sumamente potente y produce una vasoconstricción de las arterias coronarias que puede ser mortal. Figura # 19

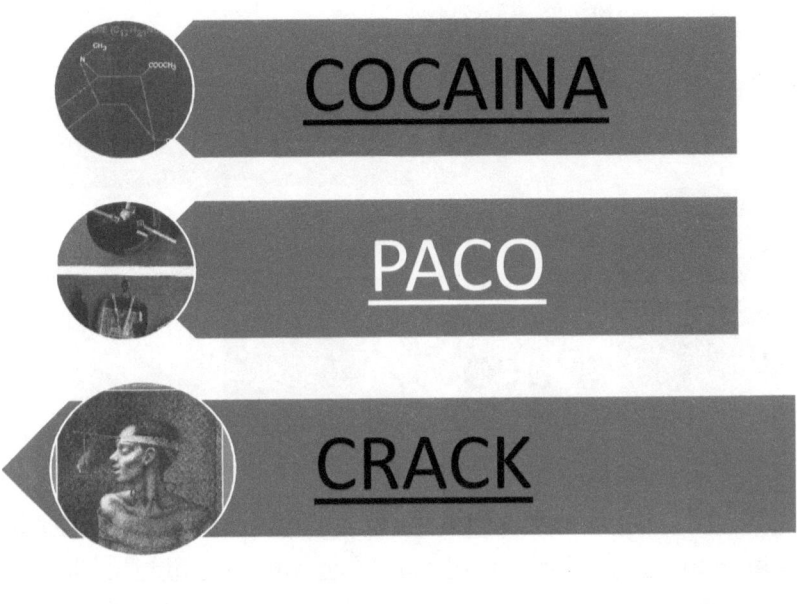

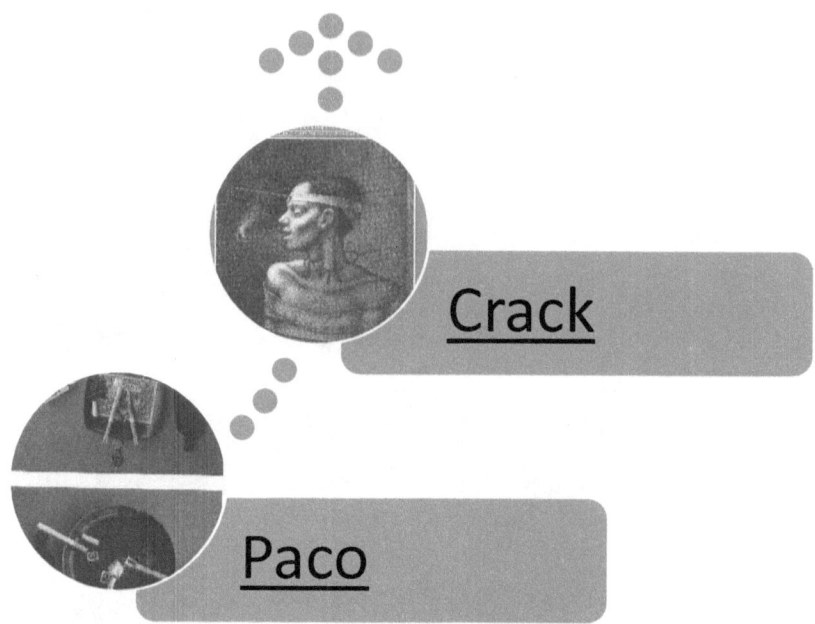

Figura 20.- La cocaina, el Paco, producto intermedio antes de convertirse en clorhidrato de cocaina, es sulfato de cocaína obtenido de la pasta basica *(crack)*, se fuma en cigarrillos. El *crack* obtenido mediante el calentamiento de la cocaina, eliminando el acido clorhídrico con el añadido de bicarbonato de sodio, al enfriarse, se obtienen las rocas de *crack* que se fuman directamente.

Figura 23.- En el círculo del medio se añade la masticación de hojas de coca que contienen 0.5-1.5 mg. de cocaína.

Figura 24.- Circulo inferior, cigarrillos conteniendo Paco y círculo superior, fumando una pipa con *crack*.

Ambas, cocaína y paco, son caras de la misma moneda, pero la diferencia en dosis es gigantesca. El masticar hojas de coca en Bolivia se llama *acullico* (del lenguaje aymara) y en el Perú *chajchar* (del quechua). Para los indígenas Perú-Bolivianos esta es una tradición fuertemente arraigada con bases culturales y religiosas que se remonta a 8000 años atrás. Posiblemente tenga cierto efecto positivo en su salud mental y física sobre todo para casos moderados de depresión.

Las plantaciones de coca son legales en Perú y Bolivia. Las hojas de coca en infusión se usan para tratar el "mal de altura" en la población mestiza urbana. Este uso es totalmente diferente al inhalar o fumar cocaína que en 5" llega al cerebro y puede ser letal por su efecto vasoconstrictor de las arterias del corazón. Más aún, si es combinada con el alcohol, la "coca-etileno" resultante es muy tóxica para el corazón.

En el siguiente relato podemos apreciar lo acertado de la leyenda andina de la coca: (60)

"En las laderas de los Andes, mis hijos, encontraréis unas hojas de coca. Su jugo os dará fuerza, alivio del dolor, el hambre y la depresión. Mientras que si el blanco las usa, será condenado a padecer la idiotez y la locura".

(Figura # 21.-La Leyenda De La Coca.- Propiedad del Autor).

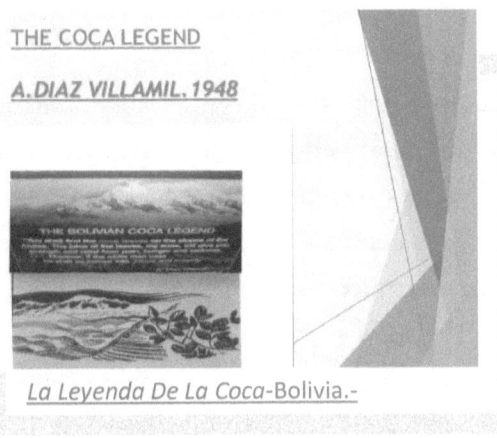

CASOS FAMOSOS

Las características químicas y metabólicas de la cocaína se tornan, lamentablemente, en una realidad letal. Es así como vemos personas famosas, sobre todo en Estados Unidos, que prácticamente se auto-destruyen con su consumo. Una de estas fue Whitney Elizabeth Houston (8/9/63-2/11/12), célebre cantante, productora y modelo Afro-Americana (61). Como cantante, fue una melodiosa mezzo-soprano a quien se le llamó, sugestivamente, "La voz". Diva poseedora de una pureza y fluidez vocal incomparable que hipnotizaba a la audiencia, su álbum musical *"La Mujer del Predicador"* vendió más de 200 millones de discos en el mundo. Su atractivo personal contribuyó a su fama. Se casó, con el problemático, Bobby Brown y tuvieron una hija, Bobbie Kristina Brown Houston. El medio hermano de Whitney, Gary Galard fue un famoso basquetbolista.

Whitney Houston sufría de un trastorno por el consumo de cocaína que contribuyó a su prematura muerte el 11 de febrero de 2012 en el Beverly Hilton Hotel de Los Ángeles, habitación # 434, aproximadamente a las 3:55 PM. La causa de muerte, de acuerdo al informe del patólogo forense Richard Shepherd "La Autopsia de Whitney Houston" fue "ahogamiento accidental" en la bañera (62). Whitney tenía 48 años de edad.

Los hallazgos positivos de la autopsia fueron hígado graso debido a sus crisis de ingesta alcohólica, un septum nasal perforado, signo patognomónico del inhalar cocaína, cuerdas vocales intactas. La habitación # 434 fue encontrada en total desarreglo, con colillas de cigarrillos en los ceniceros, recetas médicas prescritas por cinco médicos, un total de ocho prescripciones de compuestos como Xanax, Benadryl y Flexeril. Drogas como "crack cocaine", cannabis y comprobación de la mezcla de cocaína y alcohol que causan coca-etileno. Houston, al bañarse en agua sumamente caliente, sufrió el "efecto Jacuzzi" que causa hipotensión postural y sedación, probablemente resbalándose y cayendó en la bañera, derramando el agua en todo el piso golpeándose la frente, lo que produjo un hematoma en la región frontal izquierda.. Como signo de ahogamiento se halló "crepitación pulmonar", es decir agua en los pulmones.

En una entrevista con Dianne Sawyer, Whitney Houston dijo (como muestra de su auto-engaño) "Crack is whack, yo soy rica no voy a usar crack".

Al momento de su muerte Whitney se encontraba prácticamente en la quiebra. Después de su fallecimiento, sus producciones aumentaron y se calcula que generaron ganancias por unos 100 millones de dólares, lo cual dio lugar a una intensa lucha familiar. La herencia de Whitney fue para su hija, a quien le dejo el 20 % a cobrar a los 21 años de edad, y el resto cuando cumpliera 30 años.

Debemos recordar a las personas famosas por sus cualidades positivas. Whitney tenía una voz angelical que inspiro a muchos, además de su gran atractivo personal. Si ella hubiese sido tratada correctamente de su adicción y comorbilidades, podría haber vivido por lo menos 30 años más. Por el contrario, continuó auto-medicándose sobre todo con *crack*, posiblemente para auto-tratarse un síndrome depresivo. Los efectos secundarios de su adicción podrían haber contribuido a los cambios observados en su estado del ánimo. Pudo haber ocultado una orientación sexual lesbiana y sufrió el rechazo de gran parte de la comunidad negra a causa de su éxito entre la comunidad blanca. A todo ello se sumó un matrimonio turbulento, con un esposo que estaba siempre en problemas. Especulaciones acerca de estos hechos fueron difundidas por TV en Noviembre del 2014 (61). En el programa se aludía al hecho de que su matrimonio fue una forma de ocultar su orientación sexual. La mujer a la cual ella estaba atraída fue su compañera de colegio Robin Crawford. Sus conflictos matrimoniales salieron a la luz después de haber filmado la película *The Bodyguard*, con la famosa canción *"I Will Always Love You"* que tuvo extraordinario éxito. ¿Fue acaso este el precio que tuvo que pagar por su fama y su éxito entre la comunidad blanca?. ¿O fue un caso de extorsión por su orientación sexual?. Estas son preguntas que quedarán sin respuesta.

Su marido pudo haber estado celoso no solo de su éxito profesional sino de su atracción por Robin. Estos factores jugaron, sin lugar a duda, un papel importante en su divorcio y fueron muy explotados en los periodiquillos que buscan intrigas entre las celebridades. Es posible que Bobby, su marido, fue un facilitador de su trastorno por el consumo de *crack*, ya que evidentemente tuvieron una relación de co-adiccion. Cuando él salió de la cárcel en el año 2002, se vio a Whitney usando lenguaje profano y con una expresión facial demacrada. Su actuación en Brisbane, Australia fue un total fiasco. ¿Fue acaso su matrimonio uno de aquéllos en los cuales "Los polos opuestos se atraen", o un intento para ocultar su atracción hacia Robin?. Ambas estaban estrechamente conectadas, Robin fue su Asistente Ejecutiva. Poco tiempo después Whitney llego a la cúspide de su éxito como cantante y al fondo del abismo de su adicción. Por su comportamiento tan errático, tanto Robin como su figura paternal y promotor Clark Davis, la abandonaron. Whitney pronto sucumbió en los oscuros vericuetos del hábito que la llevo a la muerte. Davis había maniobrado para que ella fuese la estrella en la ceremonia de entrega de los Premios Emmy en 2012, que iba a tener lugar el mismo día y en el mismo hotel donde ella murió. Nadie dijo una sola palabra al respecto.

No cabe duda alguna que Whitney estaba muy presionada por su *status* de celebridad que la obligaba a actuar y producir constantemente. ¿Es posible que tuviera tanto que ocultar que llegó a un punto final del colapso y se auto-destruyó finalmente con *crack*?. Era obvios que ella necesitaba urgentemente ayuda profesional adecuada. El tratamiento correcto hubiera frenado su caída y, quien sabe, evitado el abandono por parte de sus seres más cercanos. Su historia es otro triste ejemplo del estigma jugando un papel decisivo en un desenlace fatal.

Existen muchas celebridades que tienen trastornos por el consumo de substancias (64) y su holgura financiera les permite acceso fácil a cualquier tipo de éstas. Son ejemplos trágicos de este fenómeno Marilyn Monroe, Elvis Presley, Mike Jackson, Judy Garland, Anna Nicole Smith, Phillip Seymour Hoffman y Robin Williams. Sus casos reflejan el gran sufrimiento que padece una persona celebre que no puede solucionar sus problemas por sí misma y menos aún con el estigma reinante contra el consumo de substancias.

Elvis Presley "El Rey del Rock and Roll" (66), comenzó a usar drogas, barbitúricos y anfetaminas, después de la muerte de su madre. Tenía un horario de casi 24 horas ininterrumpidas de actuación diaria; en el proceso, sufría altibajos emocionales que trató de auto-medicar con drogas que lo mat**aron a la temprana edad de 42 años, un 15 de Agosto de 1977. La generosidad de Elvis fue legendaria. En una ocasión regaló a los miembros de su cortejo 17 automóviles Cadillac. ¿Pudo ser éste un ejemplo de manía inducida por anfetaminas?. Su promotor, el Coronel Parker, recibió el 50% de sus ganancias y después de la muerte de Elvis fue acusado de "prácticas fraudulentas de negocios".**

De acuerdo a Shepherd (67), quien revisó la autopsia de Elvis, las causas de muerte incluyeron obesidad, hipercolesterolemia e hipertrofia cardiaca, esta última causando una arritmia letal. Este diagnóstico es difícil de hacer en una autopsia. En el momento de su muerte se encontraron en su cuerpo evidencias de hasta 14 medicaciones prescritas. Según Shepherd, Presley usaba, meperidina (Demerol), uno de los opiáceos más potentes, que le causó un estreñimiento grave

y contribuyó también a su defunción: Cuando se encontraba en el baño tratando de evacuar, habría realizado una maniobra de Valsalva que normalmente disminuye el tamaño del corazón pero, con un miocardio débil como el de Elvis, fue la causa de su paro cardiaco; su corazón tendría un tamaño tres veces mayor que el de un corazón normal.

Nunca sabremos a ciencia cierta si Elvis Presley tuvo un diagnóstico psiquiátrico primario o mas bien inducido por drogas. De cualquier forma, la mejor manera de recordar a Elvis es por su generosidad. El dejo *Graceland*, un bello museo que visitan millones anualmente; también dejo mucho dinero para ayudar a niños indigentes. Todos estos hechos corroboran su altruísmo y su generosidad. Él fue el segundo cantante que ganó más con sus discos, un billón de ellos se vendieron mientras estaba vivo. Solamente Los Beatles y Michael Jackson pueden haberlo superado. Fue el verdadero "Rey del Rock and Roll". En su caso y tratándose de una persona tan celebre, el estigma y la ignorancia aliados también, evitaron que recibiera el tratamiento adecuado.

No todas las personas célebres tienen un final trágico y muchas de ellas triunfan en su batalla contra la adicción. Tal es el caso de Robert Downey Jr. (68) quien nació en el Green Village de New York, de ascendencia lituana, irlandesa y húngara. Desde la temprana edad de ocho años fue inducido a fumar cannabis, por su propio padre. El uso de drogas era "una forma de vida" para Downey, combinando en una formula 50/50, arte y adicción, trabajo y consumo de drogas y alcohol. Sus tendencias auto-destructivas fueron dramáticamente evidentes cuando fue detenido en 1999 con una pistola Magnum en la boca: "Me gusta el sabor del arma en mi boca, es como jugar ruleta rusa", declaró entonces. Tuvo en una serie de entradas y salidas a centros de rehabilitación y prisiones, tantas veces que el estigma debe habérsele esfumado. Lo notable, sin embargo, ha sido su perseverancia y constancia en tratar de mejorar; como él lo dice: "Lo difícil es saber cuándo decidirse". Ha dado mucho crédito por su proceso de rehabilitación y "curación" a sus amigos y familiares, incluyendo la actriz y directora Judy Foster por el apoyo incondicional que le prestaron; igualmente, sus creencias religiosas, el yoga, los grupos de autoayuda de doce pasos y su profunda dedicación al trabajo artístico, han sido factores preponderantes. Se encerraba por semanas para prepararse a actuar, como sucedió con la película sobre Sherlock Holmes, con la cual logró un éxito extraordinario. Él y Mel Gibson hicieron una buena y leal amistad desde que comenzaron a trabajar en *Air America* y después del escándalo con el estreno de la película de Gibson *"La Pasión de Cristo"*, éste comentó: "Downey fue uno de los primeros en extenderme su mano de amigo. Me dijo, bienvenido al club, veremos qué podemos hacer juntos". Desde entonces han trabajado en estrecha colaboración y en la 25ª. ceremonia de los *Cinematheque Awards*, Downey manifestó:

"Les pido que humildemente le perdonen, siempre y cuando tengan algo que ocultar, de lo contrario están en una industria equivocada, y con la misma confianza que demostraron hacia mí, permítanle que continúe en su ardua tarea de contribuir a nuestro arte colectivo".

Ambos se abrazaron y despertaron una reacción multitudinaria de la audiencia que los aplaudió efusivamente. Posiblemente experimentaron esa "experiencia espiritual extraordinaria" similar a la de Bob y Bill que les permitiría seguir trabajando juntos, pero sobrios y lejos de las tentaciones patógenas.

Las celebridades que triunfan sobre su adicción deben ser mejor reconocidas debido a las múltiples dificultades que tienen que afrontar, ya que estar bajo la constante mirada del público no es nada fácil. Robert

Downey Jr. nos da el importante mensaje de nunca darse por vencido y, a pesar de haber sido encarcelado numerosas veces, sus ideas políticas han sido siempre positivas. En resumen, él no se doblegó, tuvo experiencias sumamente desagradables e ingratas pero temporales, el ejemplo y la inspiración de su triunfo final pueden ayudar a mejorar nuestra sociedad.

Cuando el hijo de Downey Jr., "Indio", fue detenido con cargos de posesión de cocaína, Downey padre dijo:

"Posiblemente él tenga la adicción por herencia. Pero con gran apoyo y colaboración continuará adelante y logrará el éxito que le corresponde".

Lo más notable en el caso de Downey Jr. es su constancia y perseverancia desde temprana edad para conquistar el éxito que final y merecidamente consiguió. Ahora disfruta de su éxito y colabora decididamente al avance de la colectividad.

Drew Barrymore desarrolló en su juventud una grave adicción pero, a la edad de 20 años, cambió y desde entonces permanece sobria y es una de las mujeres más célebres en la industria del cine. Estos éxitos deben difundirse mucho más entre el público en general. Tal como un comentarista opinó:

Las personas que sufren trastornos por el consumo de substancias son seres humanos que merecen compasión como cualquier otra persona que está enferma. Muchas veces, sin darse cuenta, los que les aman contribuyen a su sufrimiento, que a veces se convierte en tragedia.

Tragedias que bien pueden transformarse en triunfo, como se ha demostrado en los casos descritos arriba. Ya sea si se trata de una

Angelina Jollie (actualmente sobria y triunfante) u otra celebridad. El estigma debe vencerse y el tratar otras comorbilidades debe enfrentarse como un desafío más. "La fe no hace las cosas fáciles, pero si, las hace posibles".

A nadie le gusta ser llamado "alcohólico". Este término tiene connotaciones denostadoras que deben ser eliminadas. De acuerdo al DSM-5 se debe substituir por el rubro "trastorno por el consumo del alcohol".

Otro ejemplo más reciente lo tenemos con Robín Williams (69) cuya lamentable auto-destrucción atrajo tanto interés. Él fue un actor muy entretenido, ocurrente y versátil que actuó en 106 películas entre 1977 y el 2014, año de su fallecimiento. Obtuvo el Oscar por su actuación en *"In Good Will We Stand"*. Para mí una de sus mejores películas fue *"Despertar"*, donde hace el papel de un neurólogo que logra comunicarse con enfermos catatónicos. Ojala él mismo despertara y nos pudiese decir cómo tratar la adicción, depresión, enfermedad de Parkinson y demencia de Lewy. Él tuvo todas estas enfermedades hasta el momento de su muerte. Se puede observar en muchas de sus películas una constante "depresión sonriente" que minimiza u oculta la necesidad de tratarla. En su casa de Tiburón, California murió por "asfixia auto inducida". Había dejado la cocaína y el alcohol por algún tiempo, después de la muerte de John Belushi y el nacimiento de su hijo Zek. Tuvo una recaída mientras filmaba en Alaska en el 2006 y, en el 2009, se operó de una válvula aórtica en la Cleveland Clinic.

De acuerdo a un comentarista:

"Robin se mantuvo aislado en sus últimos días. Su esposa Susan se preocupaba, él no hablaba mucho y no quería salir de la casa. Quería estar a solas con su compañero canino, Leonard. Estaba muy triste pero era su rutina casi normal y atravesando altibajos".

En Julio del 2014 se internó para mantenerse sobrio en la Clínica Hazeldon de Minnesota. Pero continúo con los altibajos en su estado de ánimo, posiblemente debidos a un trastorno bipolar. Antes de morir fue diagnosticado con la enfermedad de Parkinson que posiblemente contribuyó a aumentar su depresión. Es relativamente poco lo que se sabe respecto a Parkinson y sus aspectos psiquiátricos, salvo que es un desorden neuropsiquiátrico por excelencia. En la Universidad de Pensilvania se halló que su aparición es precedida por alucinaciones olfatorias, pero el por qué de ello es todavía desconocido. Esta enfermedad probablemente ataca los mismos circuitos neurotransmisores que la depresión, pero es posible que lo haga en magnitud hasta cien veces más potente.

Como Adrián Borhma uno de sus admiradores dijo, respecto a Williams:

"Ójala hubiese podido permanecer un tiempo más entre nosotros".

Robin Williams inspiró a una generación de actores y comediantes jóvenes. Era muy generoso, contribuyo financieramente al hospital San Judas para niños. Con sus actuaciones también ayudó a las tropas en Irak y Afganistán, contribuyo financieramente para reparar las ruinas que dejó el terremoto de Canterbury en New Zealand. En 1986 fundó el *Comic Relief Fund* y contribuyó al financiamiento de TV HBO para los desposeídos.

Si hubiese sido tratado exitosamente podríamos haber gozado de su arte por lo menos unos 10 años más. El que podamos descubrir los enigmas de la enfermedad de Parkinson, la demencia de Lewy, así como las comorbilidades de depresión y trastornos por el consumo del alcohol y cocaína es un lindo sueño que posiblemente en los próximos 10 años se haga realidad. Y ójala que para entonces el estigma se haya borrado.

Finalmente y especulando voy a ilustrar el papel negativo del estigma con un personaje ficticio pero muy popular: Sherlock Holmes (70), creado por el médico escocés, Sir Arthur Conan Doyle y famoso por su razonamiento lógico y habilísimo para resolver complicados casos criminales. La primera publicación fue *"Estudio en Escarlata"* y entre 1887 y 1914 salieron a la luz publicaron 4 novelas y 57 historias cortas.

El eslabón entre la ciencia médica y forense lo da Sir Henry Littlejon, Jefe de Jurisprudencia Médica en la Escuela de Medicina de Edimburgo, para quien el biógrafo de Holmes, Watson, habría trabajado como asistente.

Holmes usaba cocaína en solución al 7 % y se la inyectaba con una jeringa mantenida en una caja de cuero de Marruecos. Algunas veces la combinaba con morfina. En el siglo XIX estas substancias eran legales en Inglaterra, donde además el consumo del tabaco era "una forma de vida" y tanto Holmes como Watson eran expertos en la detección de cenizas para resolver sus casos criminales difíciles.

Sherlock Holmes tuvo como comorbilidad psiquiátrica un síndrome de atención deficitaria de tipo hiperactivo *(ADHD)* que, dicho sea de paso, puede haber sido también el caso de algunas personalidades de la vida real como Thomas Edison, Beethoven, Mozart y hasta el Presidente Kennedy (70). ADHD tiene aparentemente una prevalencia del 17.4 % en la población adulta, mucho más alta que los niveles considerados anteriormente (71)

De acuerdo a David F. Musto (72), respondiendo a la pregunta del por qué Holmes usaba cocaína, la explicación es la siguiente:

"Mi mente se rebela contra la inercia, necesito trabajos y casos difíciles; el criptograma más difícil o un análisis muy intricado y entonces estoy en mi elemento. Puedo prescindir de estimulantes, pero detesto la existencia inerte"

Era cuando se encontraba aburrido o exhausto después de haber trabajado en casos difíciles, o cuando tenía cambios de humor "negro" (¿acaso brotes de depresión?,) que Holmes usaba cocaína.

Especulando si Holmes tenia depresión y ADHD, lo que le habría llevado a una personalidad o conducta oposicional cuando joven, antes del debut de la depresión como tal, bien podría haber sido tratado con un simpaticomimético como Vyvanse (73) o dislexoanfetamina. Estos y otros medicamentos psicótropos están más correctamente clasificados en la nueva Nomenclatura debutante en el Congreso Anual de la APA en Toronto, Mayo 2015. (74) En estos casos y de acuerdo a la teoría de la "automedicación" (75) estos simpaticomiméticos son eficaces. ¡Puede entonces colegirse que si estos medicamentos son efectivos en casos de depresión/ ADHD y trastornos por el consumo de cocaína, no habría ningún estigma!

En suma, hay muchos personajes célebres que padecen estos tipos de afecciones y que, al no ser correctamente tratadas, posiblemente se estén auto-medicando. ¡Todos ellos pudieran ser salvados si no existiera el estigma!

PUNTOS CLAVES.-

- El mascar hojas de coca es una tradición milenaria posiblemente con aspectos positivos para la salud mental de los indígenas en países como Perú y Bolivia.

- La cocaína en forma de *crack*, pasta o "paco" puede ser letal.

- Personajes célebres y no célebres pueden transformar su tragedia en triunfo siempre y cuando no haya estigma y puedan ser tratadas oportunamente en un modelo bio-psico-social. Igualmente sus comorbilidades médicas y psiquiátricas necesitan ser tratadas. Los casos de éxito deben ser más ampliamente difundidos.

- Especulando acerca de Sherlock Holmes, personaje ficticio que ensalzó el uso de la cocaína, de haber tenido depresión y ADHD, podría haber sido tratado con psicomimeticos estimulantes, otro ejemplo de prevención del consumo de cocaína y eliminación del estigma.

- El estigma contra los trastornos causados por el consumo de estimulantes, en especial la cocaína, debe ser eliminado aplicando el modelo bio-psico-social y usando medicaciones apropiadas; de este modo se estaría remplazando la automedicación con tratamiento y prevención efectivos.

VI. El Estigma Y Los Trastornos Por El Consumo De Opiáceos

A pesar de los comentarios tan favorables acerca del opio por parte del Hipócrates Británico Thomas Sydenham, "Entre las drogas que el Todopoderoso ha dejado al hombre no hay ninguna tan eficaz y universal como el opio" (14), hay muchos detractores del opio que, por una serie de razones, prácticamente lo odian al extremo de tener una genuina "opio-fobia". Por el contrario. hay también quienes lo aman, sobre todo aquellos que sufren los denominados Trastornos por el consumo de opiáceos. Actualmente para formular un juicio imparcial, debemos ser neutrales y objetivos, lo cual no es una tarea fácil pues nos encontramos frente a una epidemia de uso de opiáceos.

Históricamente vemos en el papiro de Ebers de hace unos 3.500 años (77), que el opio se usaba para tratar los cólicos intestinales de los niños. El opio se originó en la Mesopotamia, en Egipto y Persia y de ahí se difundió a la India y a China. Leí que en la era moderna, la morfina y la codeína fueron aisladas del opio en Suiza, el año 1805.. La morfina denominada como tal, en honor al dios de los sueños Morfeo, es unas diez veces más potente que el opio; fue descubierta a fines del siglo XIX y se usó para tratar la adicción al opio, creándose con ello otra adicción más. No fue hasta el año 1898 que la firma comercial Bayer sintetizó la heroína al añadir grupos de acetileno, y la aspirina, con el añadido de ácido acetil salicílico, las dos drogas más populares en el mundo (78). De este modo, en lugar de una adicción, existen tres: al opio, a la morfina y a la heroína. Esta última se comenzó a usar para tratar el alcoholismo, desarrollándose así una "doble adicción". La historia no se repitió completamente con el aislamiento y aplicación ulteriores de la metadona y la buprenorfina, que son medicaciones excelentes pero no totalmente libres de estigma.

Por su parte el opio comenzó a hacer estragos en los EE.UU. a fines del siglo XIX y comienzos del s XX. La historia en este país confirma que personajes famosas como Wild Bill Hickok y Kit Carson (79) frecuentaban más los laberintos donde se vendía opio que los bares donde se consumía alcohol. El origen del opio en EE.UU. se debe en parte al influjo de inmigrantes chinos que vinieron a trabajar en la construcción de ferrocarriles. Sin embargo en aquella época los problemas por trastornos debidos al consumo de alcohol eran aparentemente más serios.

En el año 1914 el Presidente Woodrow Wilson firmo la famosa acta de Narcóticos Harrison (80), que permitía al gobierno federal obtener impuestos y mucho dinero de las transacciones con los derivados de opio y cocaína.

Fue en los años 1920 que, para mantener su adicción, los adictos a los opiáceos trabajaban recogiendo metal de los desperdicios de las fábricas, ganándose el apodo denigratorio de *"junkies"* (81).

La historia desacredita a los opiáceos; el temor actual de recetarlos, sobre todo a personas que sufren por trastornos debidos al consumo de los mismos, se explica por las numerosas regulaciones que existen al respecto. Además, estas personas en sus intentos de mantener su adicción, frecuentemente rompen la ley con sus actividades ilícitas de prostitución y venta ilegal de opiáceos.

Actualmente en los EE.UU. nos encontramos enfrentando la tercera epidemia de opiáceos:

La primera epidemia ocurrió durante la Guerra Civil y continuó después de ésta, afectando sobre todo a las mujeres que posiblemente necesitaban de analgésicos para combatir dolores premenstruales. La segunda epidemia empezó y continuó durante la guerra de Vietnam, como secuela de la cual emergieron no menos de 750,000 veteranos afectados y recalcitrantes con el tratamiento. Por lo tanto, lo mejor era traficar con estas drogas, dedicándose a actividades ilegales para mantener su adicción. La tercera epidemia surge a comienzos del Siglo XXI, alrededor del año 2000.

No todo fue negativo sin embargo. Un hecho sumamente importante en medio de la segunda epidemia fue la producción de metadona, compuesto sumamente efectivo en el manejo de la adicción a opiáceos pero que lamentablemente debido a numerosas regulaciones y restricciones se suministra casi exclusivamente en clínicas aprobadas con este solo propósito. Indudablemente, se creó con ello un estigma más. En estas clínicas, el uso de benzodiacepinas como Xanax y Klonopina es pandémico. A su vez el alcohol y el desempleo se traducen en mucha actividad y tráfico en el mercado negro donde una pastilla de 1 mg. de Xanax cuesta no menos de $10 dólares y la buprenorfina de 8 mg, no menos de 20 dólares.

El uso de la jeringa hipodérmica, ideada e introducida por el médico de Edimburgo Alex Wood en 1843 (82), resultó en la comprobación de que la droga, al ser inyectada, era casi instantáneamente eficaz y tres veces más potente.

El Acta Harrison tuvo una repercusión destructiva entre los médicos; casi 10.000 de ellos fueron arrestados y muchos terminaron en la cárcel. Recordemos que no hay otra medicina con tanto estigma como el opio, al extremo que a comienzos del siglo XX muchos médicos se sintieron prohibidos de recetarla. Tal fue el célebre caso de Charles Linder en Spokaane, Estado de Washington, quien tuvo que acudir a ayuda legal para mantener su licencia de médico que el gobierno amenazaba suspenderla (83).

De acuerdo al Attorney General en la Administración Obama, Eric Holden (84), el número de sobredosis aumentó en un 45 %, en un periodo menor de 10 años. Debemos recordar que muchos de estos casos se deben a la mezcla de drogas y al efecto sinergista o potenciador que tienen los depresores de SNC (Sistema Nervioso Central). La epidemiología de este fenómeno ha cambiado de rostro: "del ámbito urbano a los suburbios, afectando a jóvenes blancos de 20 años o más, tanto hombres como mujeres".

De acuerdo a Gordis (85), el problema más serio es el estigma asociado a la distribución de las drogas. De esto no escapamos los médicos, pues muchos desconocen que la adicción es un problema médico. Tampoco existe el conocimiento correcto acerca de la metadona; el estigma existente ha empujado a que los pacientes organicen grupos de apoyo como la *National Alliance of Methadone Advocates* coln afiliados en Estados Unidos, Europa y Australia.

En cuanto a la metadona (86), a pesar de que han pasado ya 50 años de su introducción por Dole y Nywswander y de que es un medicamento seguro y eficaz en manos experimentadas, no existe una dosis terapéutica recomendada y no se pueden obtener niveles sanguíneos fidedignos. El promedio de dosis de mantenimiento es de entre 60-120 mg. Es una medicación del Schedule II en la farmacopea norteamericana. En cuanto a administración, es muy importante empezar con dosis bajas e ir aumentándolas lentamente. Con 30 mg inicialmente, se alcanza una dosis estable en unos siete días, pues metadona se almacena en los tejidos e induce su propio metabolismo. Por lo tanto cuando se usa, por ejemplo, rifampin, ésta aumenta el metabolismo y rápidamente la persona entra en un síndrome de abstinencia; igualmente, con medicamentos para el HIV como efavirenz *(Sustiva)* deberá tenerse cuidado con la prolongación del intervalo QT del EKG (electrocardiograma).

Asimismo, deberá tenerse bastante precaución si se usan medicamentos concomitantes que tienen el mismo efecto en el EKG, como es el caso de algunos antipsicóticos, por ejemplo mellaril y pimozida. Es importante no causar demasiada sedación y evitar la sobredosis. Personas en peligro de desarrollarla, son los que han estado abstinentes por lo menos 21 días; en estos casos se recomienda empezar con no más de 30 mg. No existe tolerancia para la sobredosis y, vuelvo a repetirlo, en un 30-60 % ésta se da en personas que están concomitantemente usando benzodiacepinas. Entre los efectos secundarios más comunes se cuentan constipación, diaforesis, síndrome hipogonadal y la prolongación del intervalo QT, especialmente en dosis mayores a 120 mg diarios. La retención en tratamiento con metadona es excelente. Como dije líneas arriba, usada por manos expertas es una medicación segura. El reglamento federal que la regula en los EE.UU. es el "No.8.12". En cuanto a su discontinuación debe hacerse gradualmente y, de acuerdo al sumario de 25 páginas de un informe del 2002 (86), se recomienda conducirla solamente en pacientes que han discontinuado todo otro tipo de drogas, que estén empleados y trabajando y cuenten con un círculo familiar de apoyo estable, además de estar recibiendo dosis bajas de metadona. En pocas palabras, la mayoría necesita dosis de mantenimiento. Para garantizar su seguridad total, aun necesitamos más investigaciones (87) a pesar de que clínicamente se ha demostrado una y otra vez lo segura y efectiva que es. Baste decir que los pacientes en metadona disminuyen sus actividades criminales y que la medicación previene el SIDA. ¿Hay algún otro compuesto en medicina con estas propiedades?. Lo dudo.

Un hechor innovador, transcendental y poco conocido por muchos, resultado de la labor pionera de los creadores de la metadona de mantenimiento, la psiquiatra Mary Nywswander y su esposo el internista Vincent P. Dole, (a Dole le dieron el premio Lasker considerado como el "Premio Nobel Americano", en 1988 por estas contribuciones) tuvo lugar cuando, en 1965, presentaron su hipótesis fundamental sobre la Medicina de Adicciones.

Estos investigadores delinearon un nuevo escenario para el entendimiento de la neuroquímica, los receptores cerebrales opiáceos y el verdadero modelo biopsicosocial del tratamiento de los trastornos en cuestión. Se entiende que cuando los receptores cerebrales están constantemente expuestos a un bombardeo de opiáceos exógenos, la producción natural de endorfinas (término acuñado por Eric Simon de la Universidad de New York) se anula. El síndrome de abstinencia aparecería por una deficiencia de endorfinas cuando el opiáceo causante no se recibe más. Los cambios crónicos en el estado de ánimo y otros síntomas de abstinencia prolongados, posiblemente reflejan la deficiencia de endorfinas (88).

<u>La siguiente observación prueba que son sustancias químicas las que contribuyen a la génesis de la adicción. Cuando se inyecta un Factor Nutritivo derivado del Cerebro (BDNF) en el tegmento ventral del cerebro de ratas de laboratorio, éstas desarrollan conducta adictiva, prueba sólida de que se ha generado un entorno conducente a la adicción (89).</u>

<u>Como Dole manifestó, remplazamos la carencia de neurotransmisores de manera que el cerebro pueda funcionar óptimamente. Es también posible, como ocurre en los trastornos por el consumo del alcohol, que exista en individuos predispuestos una falla genética de opiáceos, y al empezar el síndrome de abstinencia desarrollen una fuerte necesidad que les causa fácilmente la recaída.</u> Para controlar estas ansias es que los investigadores usaron la metadona que se puede dar oralmente y tiene una acción prolongada de más de 48 horas. Empezaron con dos pacientes refractarios al tratamiento de un trastorno por el uso endovenoso de heroína; luego se sumaron cuatro más, un total de seis pacientes admitidos al Instituto del Hospital de Rockefeller y seguidos por un año y medio. La pregunta fundamental que los investigadores se plantearon fue "¿Es posible que un narcótico recetado por médicos y como parte de un programa de tratamiento, logre que estos pacientes funcionen normalmente en la sociedad?". La respuesta fue un afirmativo y en mayúsculas <u>¡SI!.</u> Su artículo inicial fue publicado en 1965 (90) y ha sido replicado cientos de veces con los mismos resultados positivos y alentadores. Sin embargo y a pesar de que han pasado ya 50 años, el estigma acerca de la metadona continúa.

La buprenorfina es un opiáceo agonista parcial de Schedule III, con dosis tope de 32 mg para evitar problemas de depresión respiratoria, tiene como efectos secundarios más comunes: sedación, cefaleas, sudoración profusa y constipación. Desde su aprobación en Francia, el número de sobredosis por opiáceos disminuyó en casi un 80%. En EE.UU. su forma oral (pastillas) fue aprobada por la FDA el año 2002. Ahora está disponible en forma de film (película sublingual) para evitar su distribución ilegal y viene en dosis de 2/0.5- 4/1- 8/2- 12/3 mg de buprenorfina y naloxona respectivamente, con el nombre comercial de Suboxone, o bien el Subotex para aquellas personas que son alérgicas a la naloxona o pacientes embarazadas que entonces usarían solamente buprenorfina. Las otras dos marcas comerciales de la buprenorfina en EE.UU. son Zubslov en dosis de 1.4/0.36- 5.7/1.4, y Bunavail en dosis de 2.1/0.3 mg- 4.2/0.7 mg- 6.3/1 mg.

Otras formas de buprenorfina son:

Buprenex en solución para su inyección IM/EV de 300 mcg, indicada para dolor agudo.

Butrans, en forma de un parche transdermal, en dosis de: 5-10-15-20 mcg por parche, para dolor crónico.

Para la distribución de la buprenorfina, se pudo obtener una excepción de las regulaciones de la corte federal que prohibían la administración de opiáceos desde 1914-1924, gracias al DATA *(Drug Addiction Treatment Act)* del 2000 y luego de seguir un curso de preparación para su prescripción de ocho horas, con un número inicial de 30 pacientes por mes. Esta limitación fue sustituida por una legislación adicional aprobada por el Congreso en Diciembre 16 del 2006, expandiendo el número de pacientes hasta 100 en consulta externa, para profesionales que tuvieran más de un año de experiencia con buprenorfina.

De acuerdo a Edwin Salsitz (91), el modelo médico ha promovido el tratamiento en consultorio externo de los trastornos por el consumo de opiáceos con el uso de buprenorfina. Actualmente el número de pacientes en buprenorfina sobrepasa los 300,000, más que los que están en mantenimiento con metadona, que ascienden a 250,000. Sin embargo la buprenorfina no está totalmente libre del riesgo de distribución ilegal. El rechazo por parte de algunos grupos conservadores de NA que no aceptan el mantenimiento en opiáceos, es algo injusto y demuestra la ignorancia que todavía reina al respecto. Demuestra que la opio-fobia está todavía vigente, con aires triunfadores en muchos lugares y, más aún, entre profesionales.

Debo reiterar que con la buprenorfina tenemos por primera vez un agonista opiáceo parcial con cuyo uso el riesgo de paro respiratorio por sobredosis es casi nulo, ya que su dosis tope es de 32 mg y, siendo un bloqueador parcial, tiene a su vez efectos tope que lo previenen. Este es un hecho alentador luego de los fracasos con la morfina, heroína y metadona. Además, la buprenorfina no causa daño hepático de acuerdo a ciertos estudios (94).

> Mencionaré aquí un artículo reciente que, en mi opinión, despierta la opio-fobia y el estigma. El artículo (92) califica al tratamiento de mantenimiento con buprenorfina como <u>controversial</u>. Menciona también que la FDA encontró una prevalencia de 10,804 casos de convulsiones aparentemente inducidas por la buprenorfina. En mi opinión, antes de llegarse a tan increíble conclusión, deberían descartarse otras causas de convulsiones; en mis pacientes, usando no más de 32 mg de buprenorfina, nunca he visto un caso de convulsión!. Al final del artículo, el autor acepta

en sus propias palabras: "En algunos casos raros (?)" (el signo de interrogación es mío), el mantenimiento con buprenorfina **a largo plazo y en dosis apropiada** ha sido esencial en la ayuda a la recuperación de pacientes con trastornos por el consumo de opiáceos", convirtiendo así el texto en algo no solo controversial, sino contradictorio.

Igualmente, existen medidas para evitar la distribución ilegal de la buprenorfina que, en mi opinión y debido al ingenio desmesurado que tienen las personas con trastornos por el consumo de opiáceos, nunca serán suficientes. Pero la presentación en forma de película sublingual y con el hecho que la molécula viene con otra de naloxona para evitar su administración endovenosa (ya que se precipitaría un síndrome de abstinencia) son intentos positivos de disminución de este riesgo. Si tuviésemos disponible una buprenorfina de implante, que ya existe (ver líneas abajo) pero no ha sido aprobada por la FDA, el riesgo de su manejo indebido sería mínimo.

En el 2008, la venta de opiáceos aumentó en un 300 %. Según el *National Survey on Drug Use and Health*, el número de usuarios de heroína se ha duplicado en 5 años (93), de unos 373,000 en el 2007 hasta unos 669,000 en el 2012, además de 50,000 muertes por sobredosis de opiáceos en el 2012, muchas más de las 18.000 registradas en el año 1999. Este cambio se debe a la existencia de heroína más barata y más disponible, posiblemente en respuesta anticipada a las restricciones para la prescripción de opiáceos. El resultado es que ambas formas de opiáceos, la heroína y los obtenidos por recetas (actualmente se

está notado cierta disminución de estas últimas por las campañas en su contra) son ampliamente populares y disponibles. La respuesta es combatir con más eficacia el estigma que existe al respecto.

El 2 de Septiembre del 2014, quedé estupefacto al ver un programa de televisión con el testimonio de "expertos" que preconizaban el "castigo" como única medida de control para la epidemia de prescripción inadecuada de opiáceos que se había detectado. Me pregunté si habría alguna diferencia entre este programa en el Siglo XXI y los testimonios de los años 20 en plena era de la prohibición del alcohol. Se mencionó solo "de pasada" que la adicción es una enfermedad y que hay "individuos genéticamente predispuestos."

Los panelistas, a pesar de ser "expertos" se focalizaron solo en buscar el castigo, sin mencionar en ningún momento un enfoque médico. Enfatizaron la necesidad de lograr mayor control sobre la prescripción de opiáceos que, en mi opinión no puede ser considerada como la única causa de esta epidemia, solo un 12.5% de ella se explicaba por la prescripción inadecuada. Ello no obstante, todos los esfuerzos se orientan a restringirla más, de esta manera pagando los inocentes por los culpables. Y esto es lo que está ocurriendo actualmente: ambas, la prescripción inadecuada de opiáceos y la diseminación y consumo de heroína han alcanzado proporciones epidémicas y se hallan ampliamente disponibles, tanto para miembros de la mayoría blanca como para personas de raza negra y otras etnias.

La educación científica y adecuada es una mejor respuesta y ojalá que los que escriben las leyes puedan leer este y muchos otros libros. Estoy totalmente de acuerdo con el Presidente Obama cuando dijo: "Ya es hora de pensar en descriminalizar nuestras leyes contra las drogas".

En la práctica de tratar pacientes con trastornos por consumo de opiáceos, hay tres opciones que deben ser francamente discutidas

con los pacientes. El estigma no debería existir como es el caso de afecciones primariamente médicas: por ejemplo, el caso de pacientes diabéticos que usan y a los que se prescribe insulina. ¿Por qué en el caso de los opiáceos existe estigma?. Este es un fenómeno casi enigmático, difícil de explicar o entender: la única "explicación" es su historia distorsionada y la ignorancia que la ha rodeado.

Opciones Terapéuticas

Ver la figura informativa:

Fig #22. - Opciones farmacológicas para el tramiento de Trastornos Causados por el Uso de Opiáceos: Naltrexona, Metadona, Buprenorfina.-

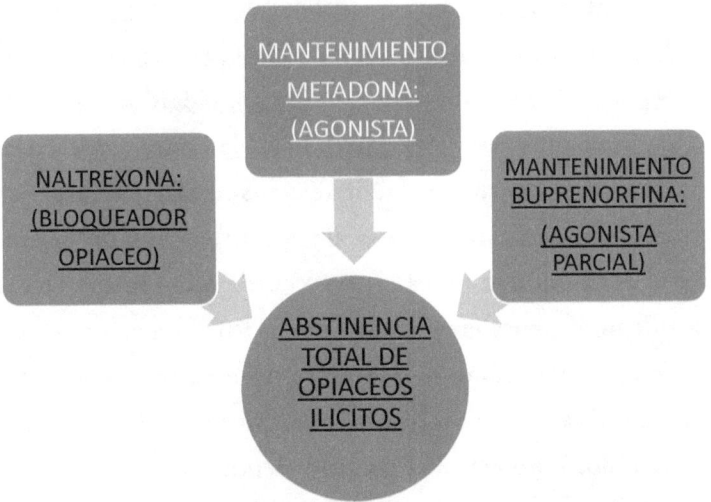

Para la respuesta a la pregunta clave: ¿Cuál es el tratamiento de elección para un paciente con trastornos por el uso de opiáceos?, debe procederse a una discusión cuidadosa:

Primero, Abstinencia Total, que sería el tratamiento electivo y el mejor. Las técnicas de modificación de la conducta también producen cambios en los neurotransmisores cerebrales, tal como ocurrió con Bob y Bill en el caso de trastornos por el consumo del alcohol.

En relación con los opiáceos, hay muchos pacientes que lo podrían también hacer. Permítaseme recordar una película clásica, en la cual el individuo se trató el síndrome de abstinencia a la heroína "a secas" *(Cold Turkey)*. Me refiero a la película *"El Hombre con el Brazo de Oro"* (95), protagonizada por Frank Sinatra, quien en 1955 fue nominado como el mejor actor por su actuación. La película fue una de las primeras en Hollywood que encaró el problema del uso ilícito de la heroína.

No usar medicamentos, no es imposible y sería lo ideal, pero lamentablemente aún estamos lejos de recomendar este tratamiento para todos los pacientes. Solamente "algunos elegidos", y no sabemos cómo seleccionarlos, responderían favorablemente. El tratamiento, utilizando solamente un modelo psicosocial, sin usar ningún medicamento y solo con técnicas de modificación de la conducta (CBT) es el recomendado e ideal. Pero recordemos que no es para todos y menos aun totalmente efectivo, ya que el 90% recaen y puede tener consecuencias fatales como lo demostró un estudio clásico (96) en el cual luego de 33 años de seguimiento, casi un 50% de los pacientes habían fallecido. Este estudio ha sido denominado elocuentemente por Edwin Saltsitz como "Una Tragedia Medica"(97).

Segundo, Antagonistas Opiáceos: Solamente un 15.8% de centros en Estados Unidos usan naltrexona como bloqueador opiáceo. En respuesta (98) a una pregunta que hice a expertos en este tipo de tratamiento, de cómo saber qué pacientes responderán a cuál tratamiento, esta es un resumen aproximado de sus opiniones: Por el momento no hay evidencia sólida para saber a cuál tratamiento responderá el paciente. Estamos limitados a usar la experiencia clínica y la preferencia del paciente. De manera que solamente con los pacientes que estén de acuerdo en soportar la abstinencia a los opiáceos, este procedimiento podría ser usado. Para los que soliciten antagonistas opiáceos y estén motivados a no usar ningún tipo de estos medicamentos, el tratamiento con naltrexone sería una buena recomendación, a pesar de que un estudio de meta-análisis demostró que naltrexona oral no es más beneficiosa que el placebo. Por el contrario, el uso de naltrexona inyectable y de acción prolongada sería la mejor elección, especialmente en casos de personas con fuerte motivación externa a no usar opiáceos, como sucede con ciertos profesionales en el campo de la salud y personas en situación probatoria. En estos casos cabe pues considerar naltrexona inyectable como una opción muy razonable. El NIDA *(National Institute on Drug Adiccion)* está actualmente conduciendo un análisis multilocalizado para establecer las diferencias entre buprenorfina y naltrexona, de manera que en algunos años tendremos respuestas más completas en relación a este tópico.

De acuerdo a un informe reciente (99) la naltrexona se puede usar, a mitad de la dosis entre personas de 65 años o más que constituyen el 13% de la población actual de EE.UU. y en las cuales el uso de benzodiacepinas y opiáceos alcanza a un 2-4% de la población total.

Tercero, Agonistas Opiáceos: Con un toque de humor el Dr. Edwin Salsitz (100) tituló su presentación "Confesiones de un proveedor de opiáceos agonistas", enfatizando que el mantenimiento con metadona revierte los cambios en neurotransmisores causados por opiáceos de acción corta y aceptando que no hay mayor difusión de esta droga debido al estigma que existe. También menciona la buprenorfina que tiene los mismos efectos y es más efectiva porque parece tener menor estigma. De acuerdo al Dr. Bisaga (101), el tratamiento más común en EE.UU. es la desintoxicación, seguida de un modelo psicosocial que, sin embargo, tiene un 90 % de recaídas y conlleva un riesgo letal. Pocos pacientes reciben medicaciones debido a que el modelo reinante es "rígido y casi universal". Por lo tanto se necesitan modelos más comprensivos y amplios a la vez que flexibles, con recomendaciones basadas en un consenso general, en evidencia científica y no en tradición, escuela o conveniencia personal.

A los pacientes con diagnóstico de trastorno por el consumo de opiáceos debe ofrecérsele las tres opciones terapéuticas señaladas líneas arriba y que aquí recapitulamos:

Primero, Abstinencia Total: Aplicable aproximadamente a un 5-15% de personas, sumamente motivadas a dejar de usar opiáceos y que, sin medicación alguna, podrían recibir un tratamiento psicosocial (consejería, técnicas de modificación de la conducta, asistencia a grupos de ayuda como el de los doce pasos y reuniones de AA/NA/CA) por un tiempo indefinido, para mantener su abstinencia. Este es el tratamiento ideal, aunque por el momento y lamentablemente, no es el más común.

Segundo, Antagonista Opiáceo: A aquellos pacientes que tengan además un trastorno por el consumo del alcohol, se les puede ofrecer naltrexona oral o intramuscular. En este caso estaríamos "matando dos pájaros de un tiro": opiáceos y alcohol. Además deberán responder positivamente al test genético del alelo Asp40 del gene OPRM1 (10) que garantiza una respuesta terapéutica positiva a la naltrexona. Según cierta información, este test cuesta unos $500 dólares.

Tercero, Agonistas Opiáceos: Seleccionar un paciente que responda a la metadona o preferentemente a la buprenorfina, la solicite y no tenga otros trastornos activos por el consumo de substancia, que esté trabajando y tenga un buen entorno de apoyo, tal como una familia estable. Continuar en la mayoría de los casos con dosis de mantenimiento entre 2-32 mg diarios por unos dos años. Luego si el paciente desea, tratar de discontinuar la buprenorfina lentamente. Si no aparecen síntomas de abstinencia o ansias muy fuertes por usar opiáceos, podrá continuar sin medicación y solo con el apoyo psicosocial indicado, tal vez indefinidamente.

Por otro lado, en un trabajo reportado recientemente, se comprueba que la combinación buprenorfina-naloxona se puede también usar para tratar pacientes denominados "de alto riesgo" con comorbilidad de dolor crónico, ya que la buprenorfina, por ser un bloqueador parcial del receptor opiáceo μ, no causa la hiperalgesia inducida por otros opioides. Constituye un excelente medicamento para tratar el dolor y la adicción (102).

Motivadas por la necesidad de evitar la venta ilegal de opiáceos, muchas casas farmacéuticas están empleando tecnología moderna y aversiva con los opiáceos indicados para el dolor agudo y crónico. Tal sería el caso de la casa *Acura Pharmaceuticals* (103) que tiene 3 estrategias al respecto: Una, cuando la medicación se aplasta para ingerirla nasalmente y se convierte en grumos que irritan la cavidad nasal. Segunda, si se le añade agua y se forma un gel que no se puede inyectar endovenosa mente o intramuscularmente. Tercera, añadir niacin que al ser inyectada produciría picazón, escalofríos y cefaleas. Todos estos intentos tienen lugar en paralelo con la declaración del presidente Obama en Julio 9, 2014 de que los trastornos por el uso de substancias, son ejemplos de una <u>enfermedad cerebral crónica.</u>

El punto más importante que he tratado de señalar en este libro es la necesidad de eliminar el estigma, eliminación que resultaría en un cambio psicológico positivo de actitud y que podría ayudar a a los individuos que padecen de estas adicciones a producir neurotransmisores cerebrales restauradores y saludables. Además se podrán usar medicamentos que ayuden con el mismo ob jetivo.

Quede claro que todo tratamiento debe ser guiado por el conocimiento de su etiología. Al respecto hay dos hipótesis en la Medicina de Adicciones: primera, la de una vulnerabilidad genética común por deficiencia de ciertos neurotransmisores cerebrales. Y segunda, la hipótesis formulada por el ganador del Premio Nobel Eric Kandel y su esposa Denise Kandel (104), del Departamento de Psiquiatría de la Universidad de Columbia en New York. Se trata de la hipótesis del "Gateway" que, junto con la primera, explicaría por qué algunas personas y no otras desarrollan esta enfermedad. La hipótesis del "gateway" postula que ciertas drogas predisponen al uso de otras, lo cual tendría aspectos preventivos. La nicotina por ejemplo, parece que predispone al uso de la cocaína en los jóvenes. Experimentalmente, en estudios genéticos en ratas, se ha comprobado que la nicotina causa cambios en la enzima acetilasa histone, aumentándola en el cuerpo estriado y creando así un entorno favorable para el desarrollo de la adicción.

La naloxona, existente desde 1971, es un bloqueador opiáceo que revierte casos de depresión respiratoria en casos de emergencia. El medicamento, con el nombre comercial Ezvio (105), esmanufacturado por la casa farmacéutica Kelo y se vende en un auto-inyector con 0.4 mg del compuesto, de modo que el paciente puede auto-administrarlo en casos de urgencia, similar al EpiPen para casos de choque anafiláctico. Ezvio se distribuye entre pacientes y familiares. Es parte de acciones comunitarias para prevenir la sobredosis de opiáceos como el llamado *Lazarus Project or Harm Reduction*. Su administración permite una ventana de aproximadamente tres horas, tiempo suficiente para enviar al paciente, si es necesario, a un departamento de emergencia en un hospital.

La administración endonasal de naloxona, que no está aprobada por la FDA, es la forma más frecuentemente usada por la policía y por los auxiliadores de urgencias; se colocan 0.2 mg en cada nostril, dosis que parece ser efectiva en un 83% de casos (106). La forma endovenosa se reserva para uso hospitalario. Al respecto es necesario conocer las leyes y la jurisdicción del Estado en el cual uno se encuentra. En muchos Estados existe protección contra la posesión de substancias controladas y es posible acogerse a la ley del "buen samaritano" (107). Por ejemplo, en 20 estados y en Washington D.C., existe protección contra demandas de tipo civil para proteger a personas (no profesionales médicos), que usen.. Para el que tenga más interés al respecto, puede usarse el website de naloxona de la Asociación Médica Americana, http://www.naloxoneinfo.org

Es interesante señalar que existe una forma implantable de buprenorfina, la llamada "Probuphine" (108) manufacturada por la casa farmacéutica Titán. Se implanta intradérmicamente 80 mg. del compuesto en unos de los miembros superiores y su acción dura. unos 6 meses. Los médicos que deseen utilizar este procedimiento inyectable requerirán cierto adiestramiento. Sin embargo esta forma de buprenorfina no ha sido hasta el momento aprobada por la FDA; sus ensayos entrarán en la fase III a fines de este año para luego solicitar su aprobación formal.

En los EE.UU., la buprenorfina fue usada por primera vez en la Universidad de Columbia, por el equipo del Dr. Davis McDowell (109), con un 88% de resultados positivos. Este hecho debe ser más difundido. Y es necesaria mayor investigación ya que la eficiencia de la buprenorfina cuando se la administra inicialmente como parte de la desintoxicacion "en el domicilio" puede ser tan efectiva como cuando se hace en el consultorio (110).

La buprenorfina, aprobada por la FDA en el año 2002, es el primer opiáceo agonista parcial disponible para el tratamiento de los trastornos por el consumo de opiáceos, siempre como parte de un programa terpéutico de tipo biopsicosocial. Su impresionante éxito seria en parte debido el hecho de que en los consultorios médicos no hay estigma vinculado a la administración de esta medicación, del mismo modo que no hay estigma contra la prescripción de otros medicamentos como la insulina o compuestos anti- hipertensión arterial.

PUNTOS CLAVES.-

- El opio es la mejor medicina que existe para el tratamiento del dolor. Su primer uso se remonta por lo menos a unos 3.500 años atrás.

- El temor a recetar opiáceos, sobre todo a personas con trastornos por el consumo de este tipo de drogas, es comprensible y se debe en parte al control gubernamental y a su historia desacreditada y asociada a actividades criminales de distribución ilegal.

➢ El mantenimiento con metadona o buprenorfina, es un tratamiento excelente, un logro único en medicina en general y medicina de adicciones en particular.

➢ Existen tres opciones terapéuticas para el tratamiento de individuos con trastornos por el consumo de opiáceos. Primero, la abstinencia total; segundo, la administración de naltrexona y tercero, el uso de la metadona o buprenorfina. Su selección debe basarse en evidencia científica y preferencia del paciente.

➢ Personalmente, favorezco el uso de la buprenorfina por ser una medicina que conlleva un bajo riesgo de sobredosis y alto nivel de eficacia. Es necesario recordar, sin embargo, que no existe solo una medicina que sirva para tratar a todos los pacientes con trastornos por el uso de opiáceos.

VII. Recomendaciones

Figura # 23.- Estigma vs. Educación Médica Científica y Actualizada.-

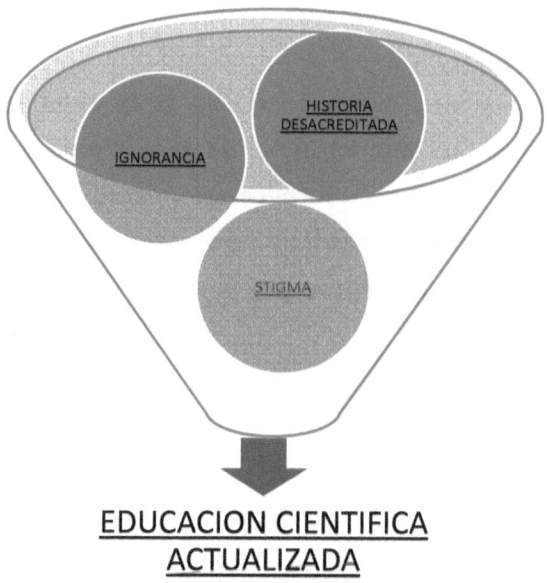

Espero que el lector pueda apreciar que si no hay estigma, el tratamiento puede significar mucho. En realidad, es bastante lo que, aun siendo pocos, podemos hacer.

La semilla de este modelo debe sembrarse y cosecharse en el transcurso del tiempo. Muchos pacientes han pedido ayuda sin miedo a ser castigados y han respondido favorablemente, por lo que es una gran satisfacción el haber podido serles de alguna ayuda.

Permítanme compartir mi experiencia con el tratamiento de buprenorfina administrado a pacientes con el diagnóstico de adicciones.

Ejerciendo medicina a medio tiempo en psiquiatria general y de adicciones en mi pequeña práctica privada, hace cuatro años empecé a administrar buprenorfina a 20 pacientes con diagnóstico de trastorno por consumo de opiaceos. De estos, 5 han discontinuado el tratamiento; dos de ellos discontinuaron la buprenorfina gradualmente y fueron transferidos a naltrexona oral, uno por 6 meses y el otro por un año, para luego dejar de asistir a sesiones de seguimiento. Los otros 15 continúan sobrios y productivos con el uso de buprenorfina además de asistencia a grupos de apoyo y consejería y visitas mensuales con el psiquiatra. Todos ellos estan empleados y mantienen una familia estable. En determinado momento, en un par de ellos se detectó la amenaza de recaída al haber empezado a usar cannabis, pero rápidamente lo dejaron y volvieron a encaminarse por el sendero de la sobriedad. ¡Esto representa un éxito del 75%, lo cual no está nada mal! Sobre todo, gracias a la medicacion, no tienen más problemas legales o familiares y continúan sanos, trabajando productivamente y sosteniendo a sí mismos y a sus familias.

En pocas líneas comparto lo que pienso en el año 2015 como un ejemplo del tratamiento médico apropiado de una adicción. <u>La educacion cientifica y actualizada es el mejor antidoto contra el estigma(Figura # 23).</u>

<u>Por otro lado, la farmacogenetica está ayudando a dar tratamiento individualizado con medicamentos psicotrópicos específicos. El próximo desafío es que esta disciplina ayude a identificar aquellos</u>

pacientes que se beneficiarán y, por lo tanto, deberán recibir naltrexone, metadona o buprenorfina.

Empecé este libro citando a Edward Kathzian, enfatizando cuán importante es trabajar con pacientes que sepan mantener y conservar una relación humana, don psicológico que, añadido a otros factores biológicos y sociales permite obtener magníficos resultados.

Debo aclarar que los avances psiquiátricos no han sido tan simples. El presidente saliente de la APA, Paul Summergrad (111), en una entrevista con la distinguida neuróloga Helen S. Mayberg, señaló que si los problemas fueran simples ya los habríamos resuelto. Nuestro conocimiento de la genética, los problemas derivados del impacto de la naturaleza sobre el individuo se han hecho más complejos en los últimos 20—30 años. Es por esta razón que mi optimismo debe "tomarse con pinzas". En todo caso, me atrevo a vaticinar que, en un futuro no muy lejano y a pesar de la complejidad de los trastornos mentales y a que hace solo cinco años atrás, los investigadores no habían identificado genes más o menos específicos para las enfermedades mentales mayores, la disponibilidad de marcadores biológicos y los crecientes recursos de la farmacogenetica y la epigenetica, permitirán predecir el riesgo que tiene una persona para desarrollar trastornos por el consumo de substancias y poder entonces aplicar medidas preventivas y curativas adecuadas. Al igual que con el descubrimiento de genes para las esquizofrenias (112) (*Nature*), los trastornos por consumo de alcohol y sustancias podrán contar con nuevos tratamientos en el futuro.

Es indudable, sin embargo, que los cambios que vienen ocurriendo deben analizarse cuidadosamente. Al respecto, un artículo reciente

(113) ofrece lo que podría tomarse inicialmente como buenas noticias: probablemente debido a las campañas en contra de la prescripción inapropiada de opiáceos, se ha registrado una disminución del 9.2 % en la prescripción de estos compuestos entre los años 2009 al 2013. De acuerdo al *Express Scripts Study*, entre pacientes que requieren opiáceos por más de 30 días, el uso de codeina, oxycontin (oxycodona de accion prolongada) y fentanyl ha disminuido en casi un 14% para cada una de estas medicaciones. Sin embargo, en este mismo grupo se nota un aumento del 7 % para la oxycontin de acción breve y un 32% de aumento en las prescripciones de Tramadol (Ultram). Esta última medicación está clasificada como de Schedule III en la farmacopea norteamericana y es un bloqueador muy débil del receptor μ-opiáceo, de serotonina y norepinefrina. En otras palabras no es la mejor medicación existente y el aumento en su prescripción se explica por el posible temor que muchos médicos tienen a la amenaza de controles gubernamentales.Este es un ejemplo negativo de los atentos a la prescripción inapropiada de opiáceos.

La eliminación del estigma se está logrando poco a poco gracias, en parte, a la clasificación científica de los trastornos mentales y a la publicación del DSM-5 en el año 2013. Merced a este logro, es de esperarse que muchas personas, célebres o no, tendrán por lo menos 10-20 años más de vida productiva y positiva. La sociedad entera nos lo agradecerá.

Antes de terminar permítaseme señalar que ha comenzado un estudio epidemiológico serio que nos iluminara el campo de las adicciones me refiero al estudio ABCD (114) encabezado por Geoge Koob. Director del Instituto Nacional de Abuso del Alcohol y Alcoholismo en concierto con otros Institutos Nacionales de Estados Unidos analizaran la epidemiologia de un grupo de adolescentes que se seguirán por 10 años, muchas preguntas en el año 2025 serán contestadas con este riguroso estudio.

Ya casi al final de este libro, permítaseme repetir dos de sus objetivos fundamentales:

"De acuerdo a la presidenta actual de la APA Renee Binder (116). Debemos continuar luchando contra el estigma. Obeniendo personas de importancia (como Nora Volkov) que pueden hablar de experiencias personales o familiares con desordernes de salud mental, de manera tal que personas que los tengan se animen a pedir ayuda sin temor a repercusiones negativas".

<u>Primero,</u> la eliminación total del estigma.

De acuerdo a la clínica Mayo, el estigma se puede combatir de la siguiente manera:

1.- Combatiendo la resistencia que existe a buscar ayuda y ser tratado.
2.- Mejorando y superando la falta de educación que existe al respecto.
3.- Proveyendo los recursos terapéuticos necesarios para el manejo de casos de trastorno por abuso de substancias.

Propongo además la actualización de una medicina basada en la ciencia como una respuesta mejor y más eficaz. Así estaremos en una mejor posición y podríamos contestar la importante pregunta que Charles O'Brien hace: *¿Por qué no Usar el Tratamiento Basado en Evidencia Científica para los Trastornos por el Consumo del Alcohol? (115)* De ser así, los pacientes y la sociedad toda agradecerán de veras a

la profesión médica y a todas las profesiones de la salud por un avance real y valedero.

Entre las innumerables substancias que el hombre puede usar para auto-medicarse en una serie de comorbilidades psiquiátricas y que, en personas predispuestas, pueden causar desordenes por su uso o abuso, he elegido solamente tres, que son, en mi opinión, son las más importantes e ilustrativas: el alcohol, la cocaína y los opiáceos.

Como una breve digresión debo señalar que el uso del cannabis, ahora legalizado en muchas partes, parece ser de mucha utilidad para el tratamiento de varias aflicciones, desde la epilepsia pediátrica hasta el cáncer del pulmón. Lo importante, una vez que la investigación aclare su papel en la medicina, es que los pacientes que usan marihuana no serán ya más castigados, sino comprendidos y, si es necesario, tratados.

Usando tratamientos o medicamentos aprobados científicamente se puede ayudar y lograr mucho, pero el *sine qua non* es que nuestra actitud como profesionales y público en general, cambie. Cuando esta actitud hacia los pacientes con desordenes por el uso de substancias sea de empatía, comprensión y entendimiento, con optimismo y fe podremos ayudar a que sus cerebros cambien y produzcan neurotransmisores cicatrizantes y sanos. Otros desordenes como la posible adicción al internet, están actualmente siendo cuidadosa y seriamente investigados y podrán iluminar el campo de las adicciones como lo manifiesto metafóricamente con la ilustración de este librito: "LA DIOSA DEL AMANECER". Esa es la luz que, en última instancia, ha de acabar con la obscuridad del estigma que ha dominado esta área clínica por demasiado tiempo.

Sumario

La ilustración de la portada: "Las Luces del Norte y el ADN" es una metáfora que ilustra la necesidad de iluminar la oscuridad (el estigma) con la luz del sol y el conocimiento científico, representado por el ADN. El mejor antídoto contra el estigma; es la educación actualizada, médica y científica. Con ello combatimos el estigma que avergüenza, castiga y discrimina a las personas que sufren de adicción.

Los trastornos por consumo de substancias, son desordenes eminentemente médicos con su ubicación anatómica en los CCP (Centros Cerebrales del Placer). Para poder tratarlos y prevenirlos exitosamente, debemos tener en cuenta que las personas que sufren de adicciones, tienen como complicaciones clínicas, frecuentes co-morbilidades médicas y psiquiátricas. Todos estos trastornos, por difíciles que parezcan, deben de ser tratados y prevenidos.

La prevención se divide en primaria, secundaria y terciaria. El paso previo al tratamiento es la clasificación de los trastornos mentales. Históricamente los predecesores de la clasificación y del DSM-5 fueron: Carl Linneaus, Thomas Sydenham, Phillipe Pinel, Emil Kraepelin y Benjamín Rush. Por razones de espacio, dejo a un lado numerosos científicos que han contribuido a la publicación del DSM-5.

El DSM-5, se describe como un ejemplo de la clasificación más actual de trastornos mentales y trastornos relacionados con substancias adictivas que existe. Igualmente se detallan las 4C's que ayudan en la selección de criterios diagnósticos de las adicciones.

Ejemplos trágicos de celebridades que por el estigma, sucumbieron a las adicciones, son los escritores; Eugene O'Neill y Ernst Hemingway quienes fallecieron en el año 1953 y 1961 respectivamente. Además sufrieron de suicidio familiar. Tres en la familia de O'Neill y cinco en el caso de la familia de Hemingway, incluyéndose el mismo. Que yo sepa, nunca alguien les dijo que podían haber tenido "un trastorno por el consumo del alcohol" y menos aún nadie los refirió a reuniones de AA (Alcohólicos Anónimos). Especulando, puedo decir que estos suicidios pudieron haber sido prevenido si ambos, además de ser referidos a AA, hubiesen sido tratados con Litio o tiempo después con ketamina. (EL Litio tiene un efecto anti-suicida, fue por primera vez usado en Australia para el tratamiento de la manía en 1949. Aprobado en USA en 1970).

Ejemplos del triunfo sobre las adicciones nos lo dan; Bob Smith y Bill Watson, fundadores de AA quienes experimentaron "Una transformación espiritual extraordinaria". (Posiblemente desencadenada por una descarga de neurotransmisores restauradores y desconocidos) permitiéndoles conseguir y mantener su abstinencia del alcohol por el resto de sus vidas, tanto a ellos como a millones de personas en el resto del mundo y esto sin usar medicamentos.

Otros ejemplos trágicos de celebridades; son los de Whitney Houston, Elvis Presley y Robín Williams. Por el contrario buenos ejemplos, entre celebridades, de triunfos son el de Bob y Bill, Betty Ford, Robert

Downey Jr, Drew Barrymore. Estos ejemplos deberían ser admirados y mucho más conocidos por el público en general.

Los medicamentos aprobados para su uso en las adicciones por el FDA (Food and Drug Administration) basados en evidencia científica y como parte del modelo biopsicosocial, deben ser utilizados y si es medicamente apropiado, aplicados en todo paciente que sufra de adicciones.

En el caso de los desórdenes causados por el uso del alcohol, tres medicamentos han sido aprobados por el FDA: acamprosato, disulfiran y naltrexona. A pesar de su eficacia. En USA, estos medicamentos son usados solamente en un 10 % de pacientes con trastornos por el uso del alcohol.

En el caso de los desórdenes causados por el uso de la cocaína y otros estimulantes; si la persona tiene además como co-morbilidad psiquiátrica ADHD (en inglés: Attention Deficit Hyperactive Disorder-Trastorno por Déficit de Atención Hiperactivo), los estimulantes aprobados por el FDA pueden también ser usados para prevenir la adicción. El caso ficcional de Sherlock Holmes es también analizado.

El cuanto a los desórdenes causados por el uso de opiáceos, otros tres medicamentos aprobados por el FDA están disponibles: la naltrexona, la metadona y la buprenorfina; medicamentos eficaces cuando están medicamente indicados.

Yo favorezco el uso de la buprenorfina por tratarse de un bloqueador parcial del receptor cerebral μ (Receptor opiáceo más importante). De tal manera que el riesgo de sobredosis con esta medicación, es bajo y las posibilidades de eficacia terapéutica, alta.

Para disuadir del uso ilegal de opiáceos; la molécula de buprenorfina viene asociada con un bloqueador opiáceo, la naloxona que precipita un síndrome de abstinencia si se usa en forma endovenosa. Igualmente tenemos la medicación EZVIO que es el nombre comercial de un auto-administrador (naloxone 0.4 mg.SC/IM) para tratar en casos de urgencia la sobredosis a opiáceos. Distribuido en forma pública y a bajo costo entre familiares y personas con desordenes por el consumo de opiáceos, el EZVIO se compara al EpiPen 2-Pak ((Auto-inyectores de epinefrina 0.3 mg para el tratamiento del choque anafiláctico) y ambos medicamentos pueden salvar muchas vidas.

Con el objetivo de disuadir el uso inapropiado de opiáceos, hay varias compañías farmacéuticas que están desarrollando técnicas aversivas y con moderna tecnología, para la fabricación de medicamentos opiáceos que tratan el dolor agudo o crónico. Muchas de estas medidas serían superfluas para evitar la distribución ilegal de opiáceos, si tuviésemos disponible una forma de buprenorfina implantable y de larga duración (La "Probuphine"). Pero sobretodo, contando con la educación científica actualizada, que repito, es el mejor antídoto contra el estigma de las adicciones. En un futuro no muy lejano la farmacogenetica y la epigenetica; ayudaran evitando el riesgo de adquirir adicciones. De esta manera, se sabrá qué tipo de medida terapéutica se deben tomar y que medidas preventivas y terapéuticas es oportuno recomendar. Y así estaremos a la par de otros desordenes médicos. Mientras tanto debemos recordar que todo paciente que sufra de trastornos por el uso de substancias debe ser tratado humanamente, holísticamente y sobre todo con mucho respeto.

About the Book

Substance use disorder is a legitimate medical disorder with its locus in the pleasure centers of the brain. People who have addictions frequently also have medical and psychiatric comorbidities that complicate their addictions. With perseverance, all of these challenging disorders can be prevented and treated. Prevention can be classified as primary, secondary, and tertiary. The sine qua non of treatment and prevention is the biopsychosocial model. Classification is crucial in science. As an example, the DSM-5 publication has been an important scientific achievement. In it, "Substance- Related and Addictive Disorders" can be diagnosed using the four Cs: craving, control (loss of), compulsion, and use despite negative consequences.

Thanks to pharmacogenetics and epigenetics in the future, the high risk for different addictions can be clarified. Tragic cases of celebrities can be changed, and their triumphs celebrated instead of their deaths mourned from substance use disorders. Examples of tragic cases in the past are Ernest Hemingway, whose family also suffered five suicides (including Hemingway himself), and Eugene O'Neill with three suicides in his family. On the other hand, Bob and Bill W., Betty Ford, and Robert Downey Jr. and Drew Barrymore all succeeded in their fights against addiction. As far as I know, Hemingway and O'Neil were never told they had an "alcohol use disorder" and were never referred to AA. Although it is speculation, if both authors and their families were treated with lithium (used for mania first in Australia in 1949 and approved for the treatment of mood disorders in the United States in 1972) or, in the future, ketamine, their suicides could have been prevented. Bob Smith and Bill Watson, who experienced a spiritual transformation experience, were able to abstain from alcohol for the rest of their lives.

Evidence-based studies can be used along with FDA-approved addiction medication as part of the biopsychosocial model. For alcohol use disorders, three medications are recommended: disulfiram, acamprosate, and naltrexone. The key is determining which medication is indicated for a specific patient. For cocaine and stimulant use disorders, FDA-approved medications for the treatment of ADHD are an alternative for patients trying to self-medicate with cocaine. For opiate use disorders, three other medications are also FDA-approved: naltrexone, methadone and buprenorphine. I favor buprenorphine due to the fact that is a partial mu blocker (the mu receptor is the most important analgesic opiate receptor)—the risk of respiratory depression in cases of overdosing is low, and the success rate is high. Buprenorphine can be paired with naloxone, which is an opiate blocker, to prevent the illegal distribution. Kits with naloxone, Evzio (brand name of naloxone 0.4-milligram auto-injector), are being distributed to patients and family members, making it a life-saving medication similar to EpiPen for the treatment of anaphylactic shock. In order to diminish the risk of diversion, many deterrent techniques are being developed by manufactures of opiates. All these precautions will be almost superfluous if an implantable version of buprenorphine becomes available. Effective and updated medical education is the best antidote against stigma. Above all, all patients with substance use disorders should be treated with respect and humane care.

www.ingramcontent.com/pod-product-compliance
Lightning Source LLC
Chambersburg PA
CBHW020744180526
45163CB00001B/338